# Fáscias e pompages

Dados Internacionais de Catalogação na Publicação (CIP)
(Câmara Brasileira do Livro, SP, Brasil)

Bienfait, Marcel.
 Fáscias e pompages: estudo e tratamento do esqueleto fibroso / Marcel Bienfait [tradução Angela Santos]. – São Paulo: Summus, 1999.

Título original: Fascias et pompages.
Bibliografia.
ISBN 978-85-323-0671-5

1. Fáscias 2. Fisioterapia 3. Locomoção humana 4. Massagem 5. Sistema musculoesquelético 6. Tecido conjuntivo I. Título.

99-1410                                                       CDD-612.75

Índices para catálogo sistemático:

1. Esqueleto fibroso : Fisiologia humana 612.75
2. Fáscias : Fisiologia humana           612.75

Compre em lugar de fotocopiar.
Cada real que você dá por um livro recompensa seus autores
e os convida a produzir mais sobre o tema;
incentiva seus editores a encomendar, traduzir e publicar
outras obras sobre o assunto;
e paga aos livreiros por estocar e levar até você livros
para a sua informação e o seu entretenimento.
Cada real que você dá pela fotocópia não autorizada de um livro
financia o crime
e ajuda a matar a produção intelectual de seu país.

# Fáscias e pompages

## Estudo e tratamento do esqueleto fibroso

### Marcel Bienfait

summus editorial

Do original em língua francesa
*FASCIAS ET POMPAGES*
Copyright© 1995 by Marcel Bienfait
Direitos desta tradução adquiridos por Summus Editorial

Tradução: **Angela Santos**
Capa: **Nelson Mielnik**
Editoração: **Acqua Estúdio Gráfico**

ATENÇÃO: As manobras propostas neste livro deverão ser executadas por profissionais especializados. O livro não pretende substituir o profissional, médico ou fisioterapeuta, que deve sempre ser consultado em caso de necessidade. (N. do E.)

**Summus Editorial**

Departamento editorial:
Rua Itapicuru, 613 – 7º andar
05006-000 – São Paulo – SP
Fone: (11) 3872-3322
Fax: (11) 3872-7476
http://www.summus.com.br
e-mail: summus@summus.com.br

Atendimento ao consumidor:
Summus Editorial
Fone: (11) 3865-9890

Vendas por atacado:
Fone: (11) 3873-8638
Fax: (11) 3873-7085
e-mail: vendas@summus.com.br

Impresso no Brasil

À memória de "Bob" Benichou,
meu mestre e amigo.

# SUMÁRIO

| | |
|---|---|
| *Apresentação à edição brasileira* | 9 |
| *Introdução* | 11 |
| | |
| Livro I – A Fáscia | 13 |
| O tecido conjuntivo | 15 |
| A globalidade | 21 |
| Anatomia da fáscia | 25 |
| Fáscias do sistema nervoso central | 51 |
| A função fascial | 55 |
| Patologia da fáscia | 63 |
| | |
| Livro II – Tratamento da Fáscia | 65 |
| Fisiologia das "pompages" | 67 |
| Técnicas das "pompages" | 71 |
| Práticas das "pompages" | 73 |
| As "pompages" na harmonização estática | 103 |
| Conclusão | 105 |
| | |
| *Bibliografia* | 107 |

# INTRODUÇÃO À EDIÇÃO BRASILEIRA

A fibra muscular é envolvida por tecido conjuntivo – o endomísio. Várias fibras musculares reúnem-se e são envolvidas por outra camada de tecido conjuntivo – o perimísio – formando o fascículo muscular.

Vários fascículos musculares reúnem-se e são envolvidos por uma última camada de tecido conjuntivo, o epimísio, constituindo o músculo em sua forma final, tal qual o conhecemos.

Quando, na extremidade do músculo, estes tubos sucessivos de tecido conjuntivo são esvaziados de tecido muscular (sarcômeros), eles se reúnem para constituir os tendões.

Visto dessa maneira é fácil entender que a contração da fibra muscular, na intimidade dessas estruturas, tensiona o tecido elástico conjuntivo que transmite tensão ao ponto de inserção do tendão, movimentando a alavanca óssea.

Uma fibra muscular solta, fora desse invólucro é inútil. Portanto, o elemento mecânico, de transmissão da força é a fáscia muscular. Por sua vez, as fáscias encontram-se em continuidade umas em relação às outras, formando um verdadeiro esqueleto fibroso.

O músculo deveria ser entendido e estudado como parte da fáscia e não o contrário. Isso facilitaria o entendimento da globalidade da biomecânica humana.

Pompage, termo trazido do francês sem tentativa de tradução, por já fazer parte do vocabulário profissional entre os fisioterapeutas brasileiros, é uma manobra capaz de tensionar lenta, regular e progressivamente um segmento corporal. Isso coloca sob tensão todo e qualquer tecido elástico aí contido. O tecido conjuntivo de revestimento é o elemento elástico por excelência do corpo humano. Portanto, este procedimento agirá especialmente sobre essas estruturas, restabelecendo seu comprimento ideal, estimulando a circulação de líquidos nelas contidos, abrindo as interlinhas articulares ao longo do segmento, facilitando a nutrição da cartilagem articular.

Pompage é o procedimento de tratamento fascial por excelência.

Neste livro encontramos pedagogicamente reunidas noções gerais da anatomia fascial de todo corpo humano e a descrição das pompages básicas de cada segmento corporal. Além dos fisioterapeutas, vários profissionais da área de saúde serão beneficados por esta publicação.

Angela Santos

Fisioterapeuta co-participante na formação em terapia manual no Brasil e responsável pela formação contínua de fisioterapeutas – Projeto Convergências

# INTRODUÇÃO

Desde meu pequeno ensaio, há dezessete anos, muito se falou sobre fáscia. Ele foi, às vezes, usado de forma inadequada, para justificar diversas técnicas terapêuticas À fascia atribuíram-se funções imaginárias, para tornar certos gestos terapêuticos verossímeis. Por isso tenho um certo escrúpulo em retomar o assunto. No entanto, sei que minha primeira obra, atualmente esgotada, encontra-se na biblioteca de muitas escolas, na França e no exterior. Apesar de incompleta, serve de referência. Muitas solicitações de leitores e editores chegam até mim para localizar *Les fascias* e *Les pompages*, impondo-me este novo trabalho, no qual reúno os dois assuntos. Talvez ele venha a permitir recolocar a fisiologia desse conjunto de tecidos em seu lugar correto. Ele é imenso e acredito que muito ignorado em fisioterapia e até em ortopedia.

O progresso da fisiologia neuro-aponeuróticomuscular nos últimos trinta anos levou-me a considerar a fisioterapia com outro olhar. Muito devo a colegas, também amigos, que me encaminharam para a osteopatia e os métodos posturais. Aí deparei com técnicas antigas, que já havia esquecido e, sobretudo, percebi que esses dois campos têm a mesma fisiologia: a da função estática.

A fisiologia da locomoção é composta por duas "subfunções" associadas, mas mecanicamente independentes: a função dinâmica e a função estática. A primeira é a do movimento, dos deslocamentos segmentares, dos gestos da vida; a segunda, ao contrário, é a da fixação dos segmentos que servem de pontos de apoio aos movimentos ou que controlam os efeitos da gravidade. A primeira é eventual, fásica, voluntária; a segunda, permanente e reflexa. A primeira é consciente, a segunda, inconsciente. As perturbações da segunda são sempre encurtamentos. É essa última função que sempre negligenciamos, considerando apenas a primeira.

As duas funções – dinâmica (fásica) e estática (tônica) – têm um denominador comum: são funções globais. Não podemos mais raciocinar sobre nossos tratamentos de forma segmentar; só podemos considerar o humano em seu conjunto, cada segmento como parte de um todo funcional. A globalidade das duas funções tem o mesmo elemento anatômico: *a fáscia*, palavra criada, no singular, pelos primeiros osteopatas, para bem mostrar sua entidade funcional. Essa fáscia é um conjunto conjuntivo. É por meio da fisiologia do tecido conjuntivo que devemos iniciar nosso estudo.

# LIVRO I

## A FÁSCIA

ANATOMIA – TOPOGRAFIA – FISIOLOGIA – PATOLOGIA

# O TECIDO CONJUNTIVO

Anatomicamente a palavra "fáscia" designa uma membrana de tecido conjuntivo fibroso de proteção: de um órgão (fáscia periesofagiana, peri e intrafaringiana) ou de um conjunto orgânico (fáscia endocárdica, *fascia parietalis*). É também empregada para designar os tecidos conjuntivos de nutrição: *fascia superficialis, fascia propria*. Não é dessa forma que nossas modernas técnicas a consideram.

A palavra "fáscia" que nos interessa foi inventada por osteopatas que, pelo que sabemos, foram os primeiros a ter noção de globalidade. Não são fáscias, como freqüentemente se diz, mas "fáscia". A palavra "fáscia" no singular não representa uma entidade fisiológica, mas um conjunto membranoso, muito extenso, no qual tudo está ligado, em continuidade, uma entidade funcional. Esse conjunto de tecidos que constitui uma peça única trouxe a noção de globalidade, sobre a qual se apóiam todas as técnicas modernas de terapia manual. Seu principal corolário, base de todas essas técnicas, é que o menor tensionamento, seja ativo ou passivo, repercute sobre o conjunto. Todas as peças anatômicas podem, dessa forma, ser consideradas mecanicamente solidárias entre si, em todos os campos da fisiologia.

O tecido conjuntivo representa, praticamente, 70% dos tecidos humanos. Seja qual for o nome que leve, tem sempre a mesma estrutura básica. Entre um osso e uma aponeurose, por exemplo, não há diferença fundamental. São diferentes apenas na distribuição dos elementos constituintes e nas substâncias fixadas pelas mucinas de ligação.

Esse tecido conjuntivo parece-nos mal conhecido por nossa profissão. Ele ocupa, no entanto, um lugar considerável e vital em nossa fisiologia geral, lugar distante do papel puramente mecânico ao qual é em geral relegado. Para entender, devemos fazer uma breve recapitulação anatomofisiológica. Isso nos permitirá entrever as conseqüências patológicas sobre as quais se apóia nossa ação.

A constituição de base do tecido conjuntivo é sempre a mesma. Ela esclarece o que queremos dizer (Fig. 1).

1. Assim como todos os tecidos, o conjuntivo é formado por células conjuntivas: *os blastos*. São osteoblastos nos ossos, condroblastos na cartilagem, fibroblastos no tecido fibroso etc. Essas células em estrela comunicam-se entre si por seus prolongamentos protoplásmicos. Não têm nenhuma atividade metabólica. *Sua função é apenas a secreção de duas proteínas de constituição: o colágeno e a elastina.*

a) Como todas as proteínas, essas duas renovam-se, mas a elastina, proteína de longa duração, é uma formação estável, enquanto o colágeno, proteína de curta duração, modifica-se a vida toda. *É aqui que, acreditamos, se situa a maior parte da patologia do conjuntivo.*

b) No interior do tecido, as duas proteínas organizam-se em fibras.

- As fibras de colágeno agrupam-se em feixes: os feixes conjuntivos. Elas são "cimentadas" entre si por uma substância mucóide de ligação. Essa mucina hidrófila tem a propriedade de fixar substâncias extraídas do meio interno. Essas substâncias fazem a especialização dos diversos tecidos conjuntivos.
- As fibras de elastina instalam-se em uma rede de malhas mais ou menos largas por meio do tecido.

c) Não é do meu conhecimento que o fator excitante, que provoca a secreção de elastina, tenha sido descoberto. Por outro lado, o fator excitante para a secreção do colágeno é conhecido há muitos anos: *trata-se do tensionamento do tecido*. Isso é importante para a compreensão da patologia; *de acordo com o tipo de tensionamento, a secreção é diferente.*

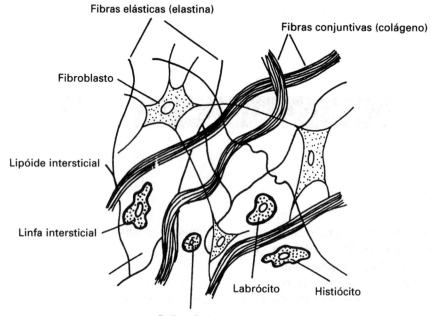

*FIGURA 1*

- Se a tensão suportada pelo tecido é contínua e prolongada, as moléculas de colágeno instalam-se em série. As fibras colagenosas e os feixes conjuntivos alongam-se.
- Se o tecido suporta tensões curtas e repetidas, as moléculas de colágeno instalam-se em paralelo. As fibras colaginosas e os feixes conjuntivos multiplicam-se.

O fenômeno de crescimento classifica-se no primeiro caso quando o elemento conjuntivo se alonga; no segundo, a densificação do tecido, *que se torna mais compacto, mais resistente, mas progressivamente menos elástico.*

2. O espaço livre entre as células conjuntivas (Fig. 1) é ocupado pelo que a anatomia chama de **substância fundamental**, que é constituída por três elementos: os feixes conjuntivos colaginosos, a rede de elastina e o líquido lacunar.

*a*) Acabamos de ver os **feixes conjuntivos** colaginosos. Eles constituem a porção sólida do tecido, sua trama protéica. Não se pode alongá-los, apenas suas sinuosidades permitem uma certa elasticidade. A rede elástica de elastina é, como dissemos, praticamente estável. É fácil entender que quanto mais feixes colaginosos tem o tecido, menos elástico ele será, e vice-versa. Infelizmente, como também já dissemos, o sistema colaginoso não é estável. Durante toda a vida, sob influência das tensões que o tecido suporta, ele pode modificar-se:

– seja alongando-se: é o caso das convexidades escolióticas. Claro que, com exceção dos alongamentos fisiológicos da adolescência, um alongamento anormal é fonte de desequilíbrio e de evolução desse desequilíbrio;

– seja densificando-se: é uma defesa do tecido. Se ele se torna mais sólido, perde sua elasticidade e não preenche mais perfeitamente sua função mecânica. É um círculo vicioso. Mais o tecido perde elasticidade, mais suporta solicitações de tensionamentos, mais densifica-se e mais perde elasticidade. *O envelhecimento do homem é uma densificação progressiva de seu conjuntivo.* Essa densificação chega com freqüência a uma ossificação. São fenômenos de artrose. Por outro lado, talvez o mais importante, mediante produção de novas fibras colaginosas, a densificação reduz o volume dos espaços lacunares e a circulação dos fluidos, circulação vital que ainda iremos examinar.

*b*) A rede de elastina é, como o nome indica, o elemento elástico. A elastina é elástica em sua estrutura, o que a torna duplamente elástica, visto que, como todas as redes, seus filamentos deformam-se quando tensionados. Como já vimos, é uma rede estável.

*Podemos afirmar que a elasticidade do tecido conjuntivo depende unicamente de sua maior ou menor densificação.*

c) O terceiro elemento da substância fundamental é o líquido lacunar (Fig. 1). Ele ocupa, evidentemente, todos os espaços livres entre as células conjuntivas, os feixes colaginosos e a rede de elastina. Aqui, uma vez mais, o volume desses espaços é função da maior ou menor densificação do tecido. Esse líquido é a "**linfa intersticial**", assim denominada porque é no interior dele que todos os capilares linfáticos retiram os elementos que vão transformar-se em linfa. Trata-se de um líquido vital. Se dissemos que as células conjuntivas não tinham nenhuma atividade metabólica, a linfa intersticial é, ao contrário, sede de uma imensa atividade metabólica. Encerra grande número de células nutritivas e um número ainda maior de células macrófagas, o que lhe confere lugar de primeiro plano nas funções de nutrição celular e eliminação.

Devemos recordar a verdadeira circulação vital, aquela que a fisiologia denomina *"circulação dos fluidos"*. Os estudos clássicos, com freqüência, dão uma falsa idéia fisiológica sobre essa circulação. Eles abordam apenas a circulação sanguínea, que é apenas parte da circulação: a *"circulação canalizada"*. Não nos chamam a atenção para a imensa *"circulação lacunar"*.

Nosso peso é constituído por 80% de água e essa água circula constantemente em nosso corpo. Em forma de "soro fisiológico", serve de base, de "veículo" para os elementos vitais necessários a todas as nossas funções. Conforme o elemento que transporta, o líquido adquire nomes diferentes, mas permanece sempre o elemento de base. Ao sair do coração, é o sangue arterial que transporta glóbulos vermelhos oxigenados e todos os elementos necessários à nutrição e à imunidade. Por vasos cada vez menores, todos esses elementos são levados para os tecidos. No final da cadeia vascular, os "capilares fenestrados" deixam sair parte desse líquido, que se transforma em plasma. Esse plasma se distribui nos tecidos e caminha pelos espaços lacunares por "escoamento". Aqui não há mais circulação canalizada, o líquido se propaga como uma mancha de óleo *graças à mobilidade dos tecidos* deslizando uns sobre os outros. Desse líquido as células retiram diretamente aquilo que lhes é necessário ou, o que é mais comum, nutrem-se por osmose. Essa osmose celular é uma das grandes funções da linfa intersticial. Próximo a cada tecido epitelial encontra-se um tecido conjuntivo de nutrição. Todos os detritos dessa nutrição são em seguida lançados no líquido lacunar, onde as células macrófagas os fagocitam e, posteriormente, são eliminados pelos capilares linfáticos. Nosso líquido torna-se a linfa e, em seguida, o sangue venoso leva-o ao sistema cardiopulmonar, onde regenera-se antes de reiniciar um novo ciclo.

É inútil lembrar a importância do lugar ocupado pelo tecido conjuntivo nessa fisiologia. É o líquido lacunar que preside a todos esses fenômenos de osmose. Por outro lado, trata-se do campo de ação de praticamente todas as células macrófagas, em especial dos glóbulos brancos. É em seu meio que se origina o sistema linfático. É também inútil lembrar o quanto sua densificação reduz os espaços lacunares, o quanto todas as tensões que impedem sua mobilidade perturbam os fenômenos vitais de nutrição e eliminação.

Acabamos de citar os fenômenos de osmose. Isso nos leva a outra circulação, descoberta há relativamente pouco tempo. A fisiologia denomina-a "circulação de água livre", por comparação com a circulação de fluidos, denominada "circulação de água associada". Essa circulação de água livre havia sido percebida desde longa data pelos osteopatas, que viam nela uma circulação geral do líquido cefalorraquidiano. Modernos trabalhos sobre circulação cerebral tornam essa hipótese indefensável, mas os osteopatas não estavam longe da verdade. De fato, há uma grande circulação rápida de água, cujos "condutos" são as bainhas dos feixes conjuntivos colaginosos. Sabemos que suas mucinas de ligação são substâncias hidrófilas. Sua fisiologia é a de permitir trocas osmóticas mediante alterações de densidade do meio interno. Não é ridículo pensarmos que essa circulação vital poderia ser a circulação energética dos acupuntores. Lembremos que os antigos acupuntores chineses não falavam em circulação de energia, mas em circulação de sangue.

*Ambas as circulações, de água livre e associada, dependem do movimento da fáscia.* Confirmam, se necessário, a noção de globalidade, que nos é tão cara em terapia manual.

A descrição geral que acabamos de fornecer aplica-se com perfeição ao tecido conjuntivo frouxo que forra a pele (*fascia superficialis*), as mucosas, o tecido que se insinua entre as vísceras (*fascia propria*), o que forra o tecido epitelial e assegura sua nutrição. É um tecido de junção que preside as trocas osmóticas. Embebe-se de linfa intersticial, e é o campo de ação dos leucócitos. Trata-se de uma espécie de anexo do sistema circulatório.

Ao lado desse tecido frouxo, ao qual os anatomistas dão apenas o nome de fáscia, os outros tecidos conjuntivos diferenciam-se apenas pela importância dos feixes conjuntivos, das fibras de elastina e do cimento de ligação; de fato, pela maior ou menor presença de linfa intersticial. Quanto mais aumentam as solicitações mecânicas, mais o tecido se densifica. A atividade celular não mais assume um primeiro plano, não se trata mais de tecido de ligação, mas de tecido de revestimento, manutenção, sustentação e transmissão, que assumem nomes diversos de acordo com a importância e disposição das fibras.

- *O tecido fibroso* é um tecido de manutenção muito denso, capaz de resistir à ruptura. Os feixes conjuntivos encontram-se unidos uns contra os outros, mergulhados em uma proteína do grupo mucina, que os cimenta. Mesmo ao microscópio, parece homogêneo. A disposição das fibras obedece a um mesmo sentido, aquele determinado pelas ações mecânicas às quais são submetidas.
- *O tecido ligamentar* é fibroso e suas fibras paralelas reúnem os ossos nas articulações. As fibras aí são dispostas de uma inserção à outra.
- *O tecido tendinoso* é também fibroso, cuja orientação é determinada pela ação do músculo ao qual pertence.
- *As aponeuroses* são mais ou menos densas, e *apresentam fibras dispostas em planos sobrepostos que se cruzam.* Quando envolvem os músculos, as fibras longitudinais são o elemento elástico do músculo e as fibras transversais absorvem as solicitações decorrentes do aumento de volume. É o ponto importante de nosso estudo. Essa disposição em camadas sobrepostas explica, por um lado, a possibilidade de o tecido desdobrar-se e enviar expansões e, por outro, que uma mesma aponeurose pertença a diferentes sistemas funcionais.
- Em última análise, podemos citar o *tecido ósseo* como tecido conjuntivo, cuja densificação é máxima. No entanto, não devemos esquecer que é um tecido conjuntivo com um relativo índice de elasticidade. Isso explica suas possibilidades de deformação (goteiras de torção), o que lhe confere grande resistência à ruptura.

A elasticidade de todos esses tecidos, evidentemente, varia com o número de suas fibras colaginosas. Assim, um ligamento é mais elástico que um tendão, os ligamentos do pilar anterior da coluna vertebral são menos elásticos que os do pilar posterior etc. As aponeuroses são também mais ou menos elásticas, de acordo com a função. Podem, inclusive, ser mais elásticas em um sentido do que em outro.

## FUNÇÕES DO TECIDO CONJUNTIVO

O que acabamos de lembrar rapidamente torna fácil a compreensão das diferentes funções dos tecidos. A importância e o número dos feixes conjuntivos fazem a diferença. São sempre de composição semelhante, mas, de acordo com sua função, são mais ou menos densos, tecidos de uma forma ou de outra. No conjuntivo frouxo, as fibras são espaçadas, há muita linfa intersticial. Levando em conta sua atividade celular, é um tecido-laboratório. Por outro lado, o tecido fibroso é denso, a linfa intersticial é mais ou menos rara. É um tecido mecânico, o número e o arranjo das fibras dependem das solicitações. Aponeuroses, tendões, lâminas fibrosas, cápsulas, ligamentos etc. são um mesmo sistema mecânico englobado no vocábulo "fáscia". Apenas os nomes mudam, de acordo com a função e a textura. Não são os tendões formados pela reunião das aponeuroses de um mesmo músculo? São aponeurose densificada. Nesse contexto, devem-se considerar as apófises, as tuberosidades, as espinhas, as saliências ósseas de inserção como tecido conjuntivo densificado até a calcificação pelas solicitações funcionais. A função faz a anatomia. Não há dois ossos estritamente comparáveis em dois indivíduos. São até mesmo diferentes em dois membros de um mesmo corpo.

A função do conjuntivo fibroso é, em geral, mal compreendida. Vemos apenas seu papel de revestimento, de proteção, de divisão. Apesar de sua função mecânica dominar nossa vida profissional, devemos encarar as coisas de forma diversa.

*A.* No capítulo sobre circulação, os livros clássicos citam o *"coração periférico"*. Trata-se de um motor do fluxo sanguíneo, em especial da circulação de retorno. As contrações musculares, apertando as veias, empurram o sangue para o coração. As aponeuroses têm aí um papel importante. Em primeiro lugar, a massa muscular não apertaria os vasos se não estivesse contida em seu envelope aponeurótico. Por outro lado, um dos papéis mais importantes das grandes aponeuroses de revestimento é a proteção do sistema vascular e nervoso subjacente. Sem dúvida os deslocamentos, os deslizamentos, as tensões e relaxamentos, em resumo, a mobilidade contínua dos tecidos influem de forma considerável sobre o fluxo sanguíneo. O conjunto das vísceras e dos tecidos periféricos é levado no mesmo ritmo respiratório e diafragmático. Isso constitui um verdadeiro bombeamento tóraco-abdominal, que faz mais pelo fluxo circulatório do que o conjunto das contrações musculares.

O tecido conjuntivo, em seu todo, desempenha papel considerável na "circulação dos fluidos". É o mais extenso, aquele no qual os espaços intersticiais são os mais importantes. É, na realidade, o principal agente dessa circulação, por sua contínua mobilidade.

*B*. O conjunto do tecido conjuntivo constitui uma imensa rede de proteção. Um de seus papéis mais importantes é o da proteção do músculo contra si mesmo. A aponeurose mantém suas contrações em seus li-mites, confere-lhes um sentido útil e, sobretudo, evi-ta rupturas.

*C*. As fáscias e aponeuroses separam os órgãos. Lógico, as aponeuroses de separação (tabiques ou septos) envolvem e dividem as estruturas, mas não de forma caótica. *Separam estruturas de mesma função*. Reveremos isso com a aponeurose superficial. É certo que tal organização estruturada não é inerte; corresponde, certamente, às necessidades de transmissão motora; os septos aponeuróticos são, em sua maioria, ricos em receptores sensitivos. Talvez para nós seja este o principal papel das aponeuroses, o papel que desempenham na coordenação motora, na coordenação de funções.

No plano motor, os músculos são individualizados anatômica, mas não funcionalmente. *É por meio das aponeuroses que suas diversas contrações se coordenam*. São elas que permitem a um grupo muscular influenciar outro grupo a distância. Isso é tão verdadeiro que, praticamente, todos òs músculos têm parte de suas inserções sobre a face profunda da aponeurose. Enfim, como as aponeuroses são mais ou menos ricas em receptores sensitivos (Golgi), transmitem a distância não apenas tensões, mas também sensações (fibras Ib).

*D*. Uma função capital do conjuntivo é incompreensivelmente negligenciada em nossos livros: a função biológica. Não entraremos em detalhes, eles nos conduziriam longe demais, mais longe do que seríamos capazer de ir. Vimos que a linfa intersticial era um verdadeiro laboratório. Nela ocorrem os fenômenos de osmose. Aí os capilares linfáticos bombeiam os primeiros elementos constituintes da linfa. Aí ocorre a primeira defesa celular, por meio das células macrófagas. Suas atividades celulares, com freqüência, nutrem tecidos vizinhos. Vemos assim toda a importância que assume o conjuntivo nessa função de nutrição e trocas tissulares. O epitélio não tem circulação sanguínea, sua nutrição é assegurada por um tecido conjuntivo subjacente.

Vimos que o conjuntivo era o principal agente da circulação dos fluidos. Como toda medalha, esta função vital tem seu outro lado. O tecido conjuntivo – fáscias, aponeuroses, cápsulas, sinóvias etc. – é o campo de atividade e propagação de fenômenos infecciosos.

# A GLOBALIDADE

Globalidade transformou-se em palavra de ordem em nossa profissão. É o distintivo de numerosas técnicas que se pretendem modernas. Fervoroso defensor que sou da globalidade, há anos estou em contato com promotores dessas técnicas e com seus imitadores. A todos interroguei sobre o que entendem por globalidade. As respostas foram variadas, às vezes confusas, às vezes arrombando portas abertas. Da mesma forma que as fáscias, a globalidade é citada para apoiar afirmações de ordem técnica. Com freqüência é uma reação à recuperação funcional analítica, mecanoterapia etc., que muitos rejeitam sem saber bem por que, talvez por estar fora de moda. Ouvimos falar sobre analítico dentro da globalidade. Afinal, o que é globalidade? Vamos aqui tentar esclarecer.

Acredito que, sob influência de técnicas osteopáticas, a globalidade é representada pela fáscia. Claro que o tecido conjuntivo, que representa quase 70% de nossos tecidos, é um modelo perfeito de globalidade funcional. Ele se encontra em todo lugar, por meio dele tudo se encontra em continuidade. Acabamos de ver as funções: são todas globais.

Penso que é na função musculoaponeurótica que devemos ver a globalidade. Não podemos mais considerar o músculo como uma entidade funcional, mas devemos vê-lo como um elemento constitutivo de um conjunto funcional indissociável: o tecido conjuntivo fibroso, isto é, aponeuroses, tendões, septos intra e intermusculares, expansões aponeuróticas etc. e o tecido muscular contrátil incluído nesse tecido fibroso. Um é o elemento elástico que transmite, coordena, distribui as tensões sobre o esqueleto passivamente móvel. Outro é o elemento motor que realiza os tensionamentos. A anatomia do aparelho locomotor é, fisiologicamente, constituída por dois esqueletos. Um passivo e rígido, formado por ossos reunidos entre si por articulações que permitem deslocamentos no espaço; e um ativo, formado por imenso tecido conjuntivo fibroso no qual estão incluídos elementos contráteis motores. Desenvolve-

mos essa visão do sistema musculoaponeurótico no livro *Bases fisiológicas da terapia manual e osteopatia.*

Os modernos trabalhos de neurofisiologistas sobre locomoção, trabalhos sobre os quais não podemos nos deter longamente, apóiam essa visão mecânica de globalidade. Eles têm certeza de que existem, no tronco cerebral e na medula, centros programadores de movimentos automáticos, base de todos os nossos gestos, os GCEM (Gerador Central de Esquemas Motores). Aqui pensamos sobre os dois sistemas cruzados sobre os quais vamos falar. Tais centros, provavelmente, seriam controlados e modulados por grandes giros corticais compreendendo núcleos cinza centrais e tálamo, o que a fisiologia chamava, antigamente, sistema extrapiramidal.

O sistema piramidal seria destinado aos movimentos precisos e sutis das extremidades distais dos membros.

O conjunto aponeurótico não dispõe de uma musculatura, mas de duas musculaturas totalmente diferentes por sua fisiologia nervosa. Uma delas, a musculatura fásica, é ocasional, voluntária, respondendo às necessidades de movimento do indivíduo; é a musculatura dinâmica responsável por todos os gestos voluntários conscientes. A outra, a musculatura tônica, é permanente. Ela reage de forma reflexa, para controlar todos os nossos equilíbrios instáveis segmentares. É a musculatura estática responsável pelo equilíbrio humano. As duas funções, dinâmica e estática, são totalmente globais. Em todas as circunstâncias, fazem intervir o conjunto musculoaponeurótico. É aqui que acreditamos situar-se a "globalidade" que nos diz respeito.

## *A FUNÇÃO DINÂMICA*

Como acabamos de recordar, tudo encontra-se interligado no sistema musculoaponeurótico.

Cada gesto é constituído por um conjunto de ações que se complementam entre si para atingir o objetivo final. Todos os nossos gestos são globais e recrutam o conjunto do sistema locomotor. Podem resumir-se em duas grandes funções: a deambulação, que parte da cintura pélvica e dos membros inferiores, e a preensão, que parte da cintura escapular e dos membros superiores. **Em cada função, os movimentos das duas cinturas estão ligados por dois sistemas cruzados.** Na deambulação, a cintura escapular equilibra a cintura pélvica, que lança o membro inferior. Na preensão, a cintura pélvica serve de ponto de apoio aos movimentos do tronco e da cintura escapular, que dirigem o membro superior. Apesar de nossa evolução bípede, permanecemos quadrúpedes em todos os nossos gestos. É o que nos demonstram os dois sistemas cruzados que equilibram um ao outro.

A noção dos sistemas cruzados nos foi dada pela leitura da obra de Piret e Béziers, *A coordenação motora*. Não era novidade, porque já inspirara Kabat, mas a leitura desse livro, baseado em uma experiência próxima à nossa, foi uma preciosa fonte de reflexão. A ele devemos muito de nosso caminho fisiológico. Como Piret e Béziers fizeram para a psicomotricidade, pensamos que, para entender a fisiologia, devemos partir das necessidades funcionais e procurar entender como a natureza as resolveu. Toda a patologia mecânica que nos diz respeito encontra-se nessa concepção.

Não faltam, em nossa anatomia e fisiologia, as provas sobre nossa fase de quadrúpede dentro da evolução. Trata-se de uma evidência atualmente incontestável. Por sinal, sofremos as seqüelas dessa evolução ainda incompleta. Os sistemas cruzados seriam uma nova prova de que éramos e permanecemos quadrúpedes endireitados. Sem detalhar, vamos examinar rapidamente esses sistemas cruzados. **São a base de todos os nossos gestos.**

Durante muito tempo pensou-se que o ponto de partida de todos os nossos gestos era distal, a mão ou o pé carregando o resto de membro superior ou inferior. A preensão limitava-se à fisiologia do membro superior, a marcha à do membro inferior. Trabalhos sobre a óculo-céfalo-motricidade, em particular os de Walls (1962), transformaram essa forma de analisar os fatos. Todos os nossos gestos têm como ponto de partida a visão foveal e, sobretudo, os movimentos da cabeça. Esses acarretam os movimentos do tronco e das cinturas. Esses trabalhos são ainda incompletos por isso deixam subsistir muitas dúvidas. No entanto, basta observar os gestos da vida diária para convencer-se de que todos eles se acompanham de torções horizontais opostas das duas cinturas (Fig. 2).

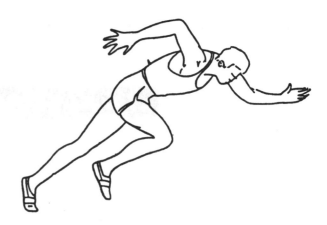

*FIGURA 2*
SISTEMA CRUZADO ANTERIOR –
Membro superior esquerdo – membro inferior direito
SISTEMA CRUZADO POSTERIOR –
Membro superior direito – membro inferior esquerdo

*A.* O sistema cruzado anterior é constituído bilateralmente por duas faixas musculares enroladas em torno do tronco. Quatro músculos sucedem-se de cada lado, rombóide, serrátil anterior, oblíquo externo, oblíquo interno do lado oposto, para formar duas espirais simétricas. O rombóide implanta-se sobre a coluna dorsal alta e junta-se ao serrátil anterior no bordo espinhal da escápula. Mais abaixo, na região das costelas inferiores, o serrátil anterior engrena seus feixes inferiores com os superiores do oblíquo externo. Enfim, a aponeurose anterior do oblíquo externo cruza a linha alba e vai passar atrás do reto abdominal oposto e transforma-se em aponeurose anterior do oblíquo interno oposto. Todos esses elementos estão em continuidade.

Nesse sistema cruzado anterior, os quatro músculos são sinérgicos. A rotação parte de cima. Com freqüência, uma rotação cefálica leva ao tensionamento do rombóide oposto. Essa tensão se transmite aos quatro músculos por uma cadeia de coordenação motora descendente. Com a região dorsal inferior como eixo (D7-D11), a cintura escapular e o tórax são levados para uma rotação, mas também para uma látero-flexão-enrolamento

O movimento cruzado anterior é uma rotação-látero-flexão-enrolamento do tronco que aproxima ombro e quadril oposto. Os três parâmetros do movimento podem ser desiguais e variáveis, mas são indissociáveis.

*B.* A um *yang* corresponde um *yin*, à rotação-látero-flexão-enrolamento do cruzado anterior corresponde uma derrotação-látero-flexão-desenrolamento. Trata-se do sistema cruzado posterior. Sua peça principal é a aponeurose lombar. É composto pelo grande glúteo, aponeurose lombar e grande dorsal oposto. É um movimento que parte de baixo. O grande glúteo foi tensionado pelo sistema cruzado anterior e sua contração é o *starter* do movimento inverso equilibrador. Seu tensionamento sobre a aponeurose lombar recruta os músculos das goteiras vertebrais e grande dorsal. O iliocostal e longo dorsal desenrolam a coluna, o grande dorsal puxa o ombro para trás. O sistema cruzado posterior distancia o ombro do quadril oposto.

*C.* **Esses dois sistemas cruzados são o centro de todos os movimentos do corpo no espaço. Realizam a ligação indispensável ao equilíbrio geral entre membro superior de um lado e inferior do outro, o equilíbrio entre as duas cinturas que desencadeiam os movimentos.**

*O sistema cruzado anterior traz dois membros um em direção ao outro.* Encontra-se em ligação aponeurótica com o sistema enrolador e flexor desses dois membros. A bainha dos retos anteriores é constituída pelo cruzamento das aponeuroses dos oblíquos. Embaixo, o peitoral maior insere-se na região superior dessa aponeurose e na aponeurose dos oblíquos. No braço encontra-se em conexão com o tendão superior do bíceps, cuja expansão aponeurótica inferior vai perder-se na aponeurose epitrocleana dos flexores. A aponeurose dos oblíquos forma a porção importante do ligamento inguinal, ao qual adere a aponeurose do psoas e do ilíaco. *O sistema cruzado anterior é uma grande cadeia dinâmica de rotação, enrolamento e flexão de dois membros opostos.*

*O sistema cruzado posterior distancia dois membros opostos.* O tendão superior do grande dorsal divide-se em duas lâminas tendinosas. Uma dirige-se para o úmero, a outra forma o tendão superior do tríceps longo que, por sua vez, envia uma expansão aponeurótica inferior para a aponeurose dos epicondilianos extensores. Embaixo, o grande glúteo faz parte da cadeia dos extensores. *O sistema cruzado posterior é uma grande cadeia dinâmica de desenrolamento, derrotação e extensão de dois membros opostos.*

Os dois sistemas cruzados se equilibram. São inseparáveis. Essa coordenação cruzada é fundamental em todos os gestos da vida diária. Na marcha, o passo anterior e o avanço do ombro oposto pertencem ao sistema cruzado anterior, o passo posterior ao sistema cruzado posterior. Poderíamos multiplicar os exemplos. Um lançamento é, de início, sistema cruzado posterior para o impulso, seguido de um movimento cruzado anterior para o avanço do membro inferior. Em todos os gestos usuais, reencontramos a oposição dos dois sistemas.

Nossa íntima convicção e nossa experiência nos fazem crer que toda reeducação deve passar por essa noção de dois sistemas cruzados equilibrando-se.

Para nós é uma certeza, reforçada pela descoberta do tônus direcional e do terceiro fuso neuromuscular: *todos os nossos gestos partem das cinturas, de um movimento do tronco.*

## A FUNÇÃO ESTÁTICA

A estática só pode ser concebida globalmente. Nosso corpo é um sólido ereto articulado, um empilhamento de segmentos uns sobre os outros, no qual cada peça é equilibrada sobre a de baixo. Isso quer dizer que se cada segmento deve equilibrar-se, esse equilíbrio será condicionado pelo equilíbrio do segmento inferior. *O equilíbrio humano é constituído por uma sucessão ascendente de equilíbrios instáveis controlados pela musculatura tônica.* Toda a tonicidade postural está resumida nessa frase. Ela deve evitar os equilíbrios instáveis quando possível, mas, sobretudo, controlá-los quando necessários e inevitáveis.

A fisiologia estática é sempre a mesma. Seja ela normal ou patológica, responde às mesmas leis. É constituída por dois grandes sistemas reflexos: um sistema ascendente de reflexos curtos, simples e elementares, que denominamos "**equilíbrio estático segmentar**" e um sistema descendente de reflexos longos muito elaborados, que denominamos "**adaptação estática**".

*A.* O sistema ascendente parte dos apoios sobre o chão, cada segmento equilibra-se sobre o segmento de baixo. Como todo corpo ereto, o corpo humano oscila sobre sua base (Fig. 3).

Portanto, não se trata de um equilíbrio fixo, mas de um equilíbrio sem cessar controlado. O controle desse equilíbrio móvel é decorrente do conjunto de reflexos miotáticos tônicos dos músculos ditos antigravitários. São os reflexos mais simples, monossinápticos, de nosso sistema nervoso. Um segmento inclina-se para um lado, o que coloca sob tensão o músculo oposto. A porção sensitiva do fuso neuro-muscular correspondente reage a essa tensão, ativa o motoneurônio alfa e desencadeia, dessa forma, a contração tônica do músculo tensionado que restabelece o equilíbrio. O pé equilibra-se sobre o chão, a perna sobre o pé, a coxa sobre a perna, a bacia sobre o(s) membro(s) inferior(es), a coluna lombar sobre a bacia, a coluna dorsal sobre a lombar.

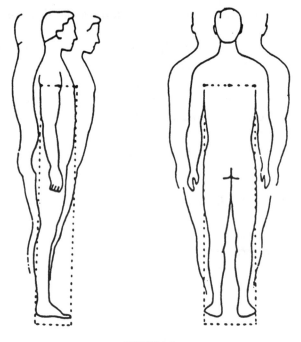

*FIGURA 3*

B. Se, mecanicamente, o equilíbrio estático é o que acabamos de descrever, fisiologicamente as coisas estão longe de ser tão simples. Como todos os corpos em equilíbrio, o corpo humano é submetido às leis da gravidade. Para que esteja em equilíbrio, seu centro de gravidade deve cair no meio da base de sustentação: *é o equilíbrio estável*. Se esse centro de gravidade cair para o lado, a frente ou atrás da base de sustentação, *é o equilíbrio instável*. **Nosso equilíbrio humano é constituído de equilíbrios instáveis.**

Dessa forma, nossa estática é condicionada pela base de sustentação e pela posição do centro de gravidade acima dessa base. *Tanto na fisiologia quanto na patologia*, a linha de gravidade deverá sempre cair na base de sustentação, nas melhores condições de equilíbrio, *sejam quais forem as circunstâncias*. Essa necessidade absoluta leva à grande lei da estática humana: **a lei das compensações**. *Ela constitui a globalidade da estática.*

*"Para que o corpo esteja nas melhores condições de equilíbrio, todo desequilíbrio, seja ele segmentar ou articular, deverá ser compensado no mesmo plano por um desequilíbrio igual, mas de sentido oposto."*

*De acordo com as possibilidades anatômicas, a compensação poderá ocorrer sobre um ou vários segmentos, sobre uma ou mais articulações, em um ou vários planos.*

As razões dos desequilíbrios e equilíbrios instáveis são múltiplas. Podem ser decorrentes das desigualdades do chão, de uma obliqüidade da base de apoio, das necessidades de posicionamento, de atitudes estáticas ou profissionais etc. Nesses casos, são em geral provisórias e as compensações desaparecem com elas. *Aqui não se deve confundir compensação e deformação, não se deve confundir atitude psíquica e desequilíbrio permanente.* Os desequilíbrios e os equilíbrios instáveis podem ser decorrentes de deformações anatômicas congênitas ou adquiridas. Nesses casos, são definitivas e as compensações po-dem se tornar, elas próprias, deformidades. Toda patologia das deformidades estáticas que examinamos em nosso livro *Os desequilíbrios estáticos* é regida por essa lei das compensações.

A fisiologia das compensações encontra-se no que denominamos "adaptação estática". É uma regulagem, uma adaptação do tônus postural cujo ponto de partida é a posição da cabeça. Essa é submetida a dois imperativos estáticos: a verticalidade da cabeça e a horizontalidade do olhar.

A verticalidade é necessária ao bom desempenho da maioria das funções cerebrais: sístoles e diástoles cerebrais dos hemisférios cerebrais, circulação do líquido cefalorraquidiano, fonação, equilíbrio do olhar, estereofonia, estereoscopia etc. A horizontalidade do olhar é indispensável à orientação da visão foveal, importante para a motricidade. Esses dois imperativos são tão fundamentais que cada um deles é protegido por um sistema nervoso particular: os reflexos de Rademaker, e a propriocepção nos deslocamentos do corpo e os movimentos e o sistema *vestibulolabiríntico* para a verticalidade; a *oculomotricidade* reflexa para a horizontalidade do olhar. Em todos esses sistemas de longos reflexos a tonicidade cervical é altamente privilegiada.

É evidente que esses dois sistemas ascendente e descendente que regem nossa estática não são independentes um do outro. Têm uma mesma e única fisiologia. No entanto, deve-se conhecer essa dupla fisiologia para entendermos a patologia. De acordo com a localização do desequilíbrio inicial ou da deformidade, as compensações serão ascendentes ou descendentes. Uma deformidade do pé poderá levar a uma escoliose ascendente; uma lesão occipital a uma escoliose descendente. Isso é capital nos tratamentos das deformidades pelos métodos posturais, o que não é nosso propósito nesse livro.

# ANATOMIA DA FÁSCIA

Esse capítulo é praticamente compilação. Consultamos numerosos livros clássicos de anatomia. Bem poucos interessaram-se pela questão das fáscias e aponeuroses. Finalmente, utilizamos nosso velho Rouvière, que faz parte de todas as bibliotecas médicas. Para esse capítulo nossa primeira intenção era uma compilação minuciosa, o que levaria a um novo livro de anatomia descritiva dificilmente digerível, o que em nada contribuiria com nosso objetivo inicial. Acreditamos que para os terapeutas de nossa especialidade a noção mais importante é a da continuidade fascial. É apenas nessa visão global que o leitor pode compreender e admitir as lesões a distância, as compensações interdependentes e indissociáveis umas das outras. Uma descrição detalhada demais poderia mascarar essa idéia fundamental para nosso trabalho. Assim, reduzimos esse capítulo à anatomia das aponeuroses maiores, as mais (e únicas) importantes à compreensão da função fascial. Se quiser aprofundar-se, o leitor poderá consultar seus livros de anatomia.

## OS INVÓLUCROS CORPORAIS

Duas grandes fáscias envolvem mais ou menos por completo o corpo humano: *a fascia superficialis* e a *aponeurose superficial*. Constituem parte da "blindagem" tissular, o invólucro humano é mais ou menos comparável em qualquer região corporal. Ele compreende: a pele, um panículo adiposo de espessura variável, *a fascia superficialis*, o tecido subcutâneo no qual caminham os vasos e nervos assim como suas ramificações, a aponeurose superficial.

### A FASCIA SUPERFICIALIS

Podemos considerar que a *fascia superficialis* origina-se no ápice do crânio pela *aponeurose epicraniana*. Essa aponeurose vai dos músculos fron-tais aos occipitais e, lateralmente, dá inserção aos auriculares. É ligada à aponeurose temporal por uma faixa de tecido conjuntivo frouxo que se transforma, sob a arcada zigomática, em *fascia superficialis*, após ter-se inserido nos dois lábios do bordo superior dessa arcada.

Não existe *fascia superficialis* na face, os músculos ligam-se diretamente à pele. Ela se inicia somente na região do masseter, onde insere-se, como acabamos de ver, na apófise zigomática, depois no bordo superior do masseter, no ramo ascendente e no bordo inferior da mandíbula.

Na região anterior do pescoço, a *fascia superficialis* desdobra-se para envolver o platisma. Na região dos esternoclidomastóideos, ela desaparece no quarto superior, onde é substituída por traves fibrosas relacionadas com a aponeurose superficial. Desaparece também na nuca, onde a pele adere à aponeurose superficial.

Na parede esternocostal, *a fascia superficialis* é mal individualizada e, com freqüência, é substituída por um tecido frouxo em camadas. Não existe sobre o esterno, onde a pele une-se diretamente ao periósteo e à aponeurose superficial. Atrás, recobre toda a superfície da região escapular, dorsal e abdominal posterior, até as nádegas, onde novamente desaparece. A camada célulo-gordurosa dessa região fixa-se diretamente à aponeurose superficial. Na frente recobre o abdome e fixa-se sobre o ligamento inguinal.

A *fascia superficialis* recobre todo o ombro e a região axilar. Prolonga-se por todo o braço, envolve o cotovelo, onde é muito fina sobre o olécrano, que não possui panículo adiposo; depois, envolve o antebraço e interrompe-se na região do punho.

No membro inferior, após se haver fixado ao ligamento inguinal, a *fascia superficialis* continua. A reunião da porção abdominal e femoral constitui o *ligamento suspensor da prega inguinal* que fixa-se solidamente na face profunda da derme. Recobre em seguida o triângulo femoral, o triângulo externo da região isquiopubiana. Dissemos que ela não existe na região glútea. Recobre as regiões anteriores da coxa, com exceção da depressão entre o vasto externo e o bíceps curto. Na região posterior não existe súpero-externamente e reaparece na região inferior interna. No joelho não é muito evidente na frente, sobre a patela. Na região poplítea se junta à aponeurose superficial por meio de um trato fibroso. Finalmente, envolve a perna, com exceção da extremidade inferior da face externa da fíbula, e termina na região do ligamento anular.

A *fascia superficialis* é uma fáscia frouxa que interrompe-se nas regiões de tensão que são as mesmas de ocorrência de escaras. É uma fáscia-laboratório embebida de linfa intersticial que nutre o epitélio da pele. Visto seu tamanho, ocupa lugar de destaque nos fenômenos de nutrição e respiração tissulares. É o ponto de partida de todos os vasos linfáticos periféricos. As queimaduras superficiais extensas são graves, precisamente por causa da lesão dessa fáscia.

## A APONEUROSE SUPERFICIAL

A aponeurose superficial é, na realidade, o invólucro do corpo. Recobre toda a face externa. A melhor forma de ilustrá-la é a imagem de um esfolado vivo (Fig. 4). De espessura e textura variáveis, está presente em todas as regiões.

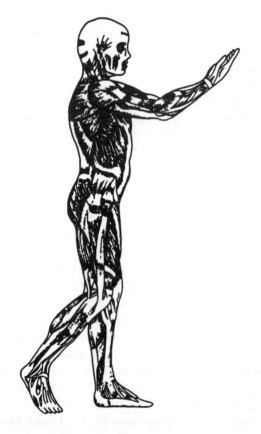

*FIGURA 4*

Essa grande aponeurose é, seguramente, a mais importante de toda a anatomia. Ela é o conjunto de todas as aponeuroses. Envolve o corpo e tem poucas inserções fixas; além disso, muitas dessas inserções ocorrem sobre ossos móveis, como a fíbula ou a clavícula. Quando temos a visão dessa verdadeira combinação membranosa é fácil entender que uma falta de mobilidade em um local qualquer possa provocar uma lesão a distância.

A aponeurose superficial apresenta-se como duas aponeuroses simétricas, que cobrem paralelamente cada metade do corpo. Vemos que ela se insere solidamente atrás, ao longo da coluna e, na frente, sobre o esterno e a linha alba, formação sólida e quase não extensível. Pensamos que é necessário, fisiologicamente, fazer partir esta aponeurose de cada lado de suas inserções médias pouco móveis e que constituem com certeza um ponto de apoio para os tensionamentos.

Devemos ter uma visão bem clara dessa aponeurose para entender as ligações funcionais fasciais. É o ponto de partida de todas as aponeuroses musculares. Tem espessura variável porque tem a capacidade de desdobrar-se. Nos livros de anatomia, insiste-se em falar sobre "a aponeurose de tal músculo se continua pela aponeurose de tal outro etc.". Nós vamos fazer o mesmo e escrever, por exemplo, que a aponeurose do tórax é constituída na frente pela aponeurose do peitoral maior, que continua na região do ombro pela do deltóide que, por sua vez, prolonga-se pela do infra-espinhal etc.

Isso é cômodo para a topografia, mas anatomicamente é incorreto. Existe apenas uma aponeurose superficial da qual um desdobramento envolve o peitoral maior, um outro o deltóide, outro o infra-espinhal, outro forma um tabique intermuscular etc. **Pelas suas expansões, a aponeurose superficial envolve profundamente todo o sistema contrátil muscular.** É um envoltório funcional. As principais expansões, os septos intermusculares, separam a musculatura em espaços funcionais: região dos flexores, região dos extensores etc. No interior desses espaços, cada músculo é envolvido por uma expansão da aponeurose superficial ou de um septo intermuscular. Cada músculo é, por sua vez, subdividido por outros septos, que dividem funcionalmente as unidades motoras: unidades motoras fásicas, unidades motoras dinâmicas, unidades motoras direcionais. Poderíamos levar esse conceito até o perimísio e endomísio.

Quando adquirimos essa visão, entendemos o mecanismo da coordenação motora pelas transmissões de tensão. Esse envelope corporal que se duplica até a profundidade, tem uma inserção central fixa ou relativamente fixa, visto que é deformável: a coluna atrás, o contorno da cabeça, em cima; o esterno, a linha alba e o púbis, na frente. Ao contrário, nas extremidades essas inserções são móveis sobre os ossos principais: clavícula e ulna no membro superior, tíbia e, particularmente, fíbula no inferior. Todo o resto é livre e pode agir a distância sobre suas inserções. Essa disposição levou vários autores a comparar o corpo humano a uma marionete. A imagem é bastante justa.

Essa visão de um envelope único várias vezes duplicado, sempre solidário a si mesmo e às suas expansões, leva a uma noção fundamental, indispensável em nossa profissão. Ela é a base dos métodos globais de alongamentos posturais. **Não há deformidade única, isolada ou localizada; não pode haver correção única, isolada ou localizada.** Todo tratamento fisioterápico de uma deformidade ou de uma simples limitação articular só pode ser global. Toda correção local só pode ser adquirida quando todas as compensações tornam-se impossíveis. Não existe segmento independente.

A aponeurose superficial parte de cima, de uma inserção fixa circular: a linha curva occipital superior, mastóides, cartilagens dos orifícios auditivos externos, bordos inferiores da mandíbula. Não é impossível que também se continue após os ossos do crânio e face que, por sua vez, são membranas calcificadas.

Ela envolve todo o pescoço, enviando uma expansão para o hióide. Fixa-se sobre o bordo anterior da fúrcula do esterno, na face anterior do *manúbrio*, de cada lado do bordo superior da clavícula, na face posterior da espinha da escápula. Atrás, recobre os trapézios e, sobre a linha média, uma expansão da face profunda forma um tabique que se fixa solidamente sobre as espinhosas: trata-se do ligamento cervical posterior.

Na região esternocostal confunde-se com o periósteo, depois continua para baixo para formar, juntamente com as aponeuroses musculares, a linha alba e as bainhas dos retos anteriores. Fixa-se no púbis, a aponeurose dos oblíquos externos, que também são parte dela própria, prolongando-se ínferointernamente até as bolsas.

Atrás faz parte da aponeurose lombar, que prolonga a dos trapézios. Ao longo de toda a coluna até as vértebras sacras insere-se sobre as espinhosas e ligamentos interespinhais. Lateralmente, fixa-se sobre as cristas ilíacas.

Segue-se a aponeurose glútea de um lado e outro. Separa-se da crista ilíaca, do sacro e do cóccix e continua embaixo, pela aponeurose femoral que, fixando-se anteriormente sobre o ligamento inguinal, envolve a coxa como uma meia. Prende-se à rótula e ao bordo anterior da tíbia. Externamente, torna-se muito espessa e toma o nome de *fascia lata* em cima e trato iliotibial embaixo. Prolonga-se pela aponeurose da perna após ter-se fixado à cabeça da fíbula e à tuberosidade tibial anterior. Termina-se pelas aponeuroses dorsal e plantar do pé.

No membro superior, a aponeurose superficial do pescoço prolonga-se sob a clavícula e de cada lado do esterno pela aponeurose do peitoral maior na frente, trapézio e grande dorsal atrás. Na região do ombro, forma a aponeurose do deltóide e a da axila. Da mesma forma como no membro inferior, continua-se como uma meia por meio da aponeurose braquial, aponeurose do antebraço que adere ao bordo posterior da ulna e termina pelas aponeuroses dorsal e palmar da mão.

## TOPOGRAFIA DA FÁSCIA

Essa descrição dos envelopes serviu para que abordássemos o assunto; agora vamos examiná-lo mais atentamente. Aqui começam as dificuldades: os detalhes devem ser levados ao extremo? Não acreditamos. Esse trabalho, como já dissemos, tornar-se-ia indigesto. Temos certeza de que um estudo dos principais pontos e inserções anatômicos é suficiente para a compreensão da fáscia, o que é nosso objetivo final.

### *APONEUROSES DA CABEÇA*

I. As aponeuroses do crânio são, antes de mais nada, inserções musculares.

- A *aponeurose epicraniana* recobre o ápice do crânio entre os músculos que aí se inserem: digástricos occipitais atrás, frontais na frente. Aos lados ela permite a inserção dos músculos auriculares superiores e anteriores. Lateralmente, continua até a região temporal, onde se insere sobre a crista mastoidiana e o conduto auditivo externo, antes de perder-se na aponeurose do masseter.
- A *aponeurose temporal* (Fig. 5) encontra-se abaixo da aponeurose epicraniana, da qual é separada por uma fina lâmina de tecido conjuntivo frouxo. Em cima, fixa-se sobre o bordo superior do osso malar, crista lateral do frontal, linha curva temporal superior. Desdobra-se em seu quarto inferior e vai fixar-se sobre os dois lábios do bordo superior da arcada zigomática. Logicamente, recobre o músculo temporal.

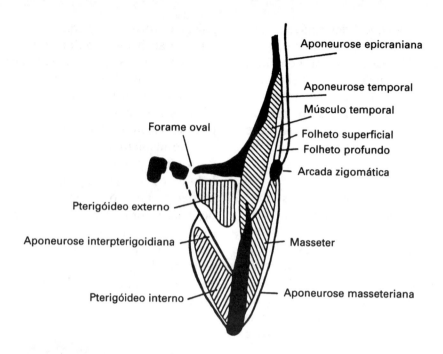

FIGURA 5

II. O que os anatomistas denominam face divide-se em duas partes: superior e inferior. A superior compreende a região do nariz e das fossas nasais no centro, zonas orbiculares nos lados. Todas as aponeuroses dessa região são musculares. Recobrem e ligam os músculos entre si como a *membrana intermuscular*. São numerosas na região do globo ocular, mas descrevê-las nos levaria longe demais, sem que isso contribuísse muito para nossos propósitos.

A parte inferior compreende dez regiões, onze, se considerarmos a região supra-hioidiana.

- A região geniana encontra-se sob a órbita, até o bordo anterior do masseter, é a porção lateral da face. Comporta dois planos musculares: o dos músculos motores dos lábios e das asas do nariz. Os dois planos são separados pela *aponeurose bucinatória*.
- A região do masseter segue-se à anterior, lateralmente. A aponeurose do masseter recobre a face do músculo, externamente. Em cima, fixa-se à apófise zigomática, embaixo ao bordo inferior do maxilar. Na frente, desdobra-se no bordo anterior do masseter, envolvendo o corpo adiposo bucal e une-se à aponeurose bucinatória. Atrás, reúne-se à aponeurose parotidiana.
- A região pterigomaxilar situa-se no interior da região do masseter. A *aponeurose interpterigoidiana* (Fig. 5) separa os dois músculos pterigóideos interno e externo.

Em cima, fixa-se à base do crânio, ao longo da fissura tímpano-escamosa, sobre a espinha do esfenóide e bordo interno do forame oval, embaixo, à face interna da mandíbula. Muito espessa atrás, constitui os ligamentos *esfenomaxilar e timpanomaxilar*. Divide a região em dois espaços, interno e externo (no externo passam os vasos e nervos maxilares). Origina o que mais abaixo se transformará em bainha vascular.

- A região palatina é o teto da cavidade bucal que separa as fossas nasais. A abóboda óssea é prolongada pela *aponeurose palatina,* que se liga de cada lado à asa interna da apófise pterigoidiana. É, na realidade, constituída pelo conjunto de tendões dos músculos tensores do véu palatino. Recebe inserções dos palatoglossos embaixo e dos palatofaríngeos em cima.

III. Anatomicamente, a faringe apresenta uma porção cefálica superior e uma cervical inferior. Para nós, o conhecimento de suas aponeuroses é importante, porque dão início à cadeia fascial intratorácica, que suspende o centro diafragmático à base do crânio. Em suas faces posterior e lateral a faringe é:

– forrada por uma aponeurose intrafaringiana que se prolonga, inferiormente, pela túnica celulósica do esôfago e fixa-se, superiormente, à base do crânio;
– recoberta por uma aponeurose perifaringiana que, na região de suas inserções na base do crânio, se confunde com a aponeurose intrafaringiana. Recobre os músculos constritores. Inferiormente, continua pela bainha visceral, que voltaremos a ver.

1) A porção cefálica abre-se na frente, nas fossas nasais e na cavidade bucal. As regiões posterior e lateral são circundadas por um espaço perifaringiano limitado atrás pela *aponeurose pré-vertebral*, lateralmente pela mandíbula, músculos mastigadores, esternoclidomastóideos e, especialmente, por suas aponeuroses. Dos bordos laterais da faringe a aponeurose perifaringiana envia duas expansões: *os tabiques sagitais* que, fixando-se à aponeurose pré-vertebral atrás, limitam dessa forma um espaço retrofaringiano e dois espaços laterais superiores ou maxilofaringianos.

Os espaços laterais maxilofaringianos são separados por uma cortina ósteo-músculo-fibrosa que, em cima, prende-se à base do crânio e, embaixo, vai até o hióide: trata-se do *diafragma* estilóideo. Os músculos ventrais posteriores do digástrico e os três estilóideos são envolvidos por uma sólida aponeurose, que vai do bordo anterior do esternoclidomastóideo até a aponeurose perifaringiana. Em cima, tem o nome de *ala pharynx*. É reforçado pelos ligamentos *estilo-hióideo* e *estilomaxilar*. Há um plano que divide o espaço maxilofaringiano em duas porções: uma posterior ou retroestilóidea e uma anterior, pré-estilóidea.

- O espaço retroestilóideo contém as carótidas internas e externas, a jugular interna, os quatro últimos nervos cranianos e o gânglio cervical posterior.
- O espaço pré-estilóideo compreende duas regiões. Na frente, a região parotidiana, que é inteiramente forrada pela *aponeurose parotidiana*, expansão da *aponeurose superficial*, mas que depende de todas as aponeuroses que a envolvem. Em cima, fixa-se na base do crânio. Essa região contém, além da glândula parótida, a carótida externa final, a jugular externa, os nervos facial e auriculotemporal. Atrás, é a região *para-amigdaliana* que contém um músculo estiloglosso e os vasos e nervos glossofaringianos.

Essa rápida descrição, difícil de ser seguida por aquele que não conhece a anatomia da região, mostra-nos quanto a cadeia facial intratorácica, ou *ligamento mediastinal anterior*, está solidamente implantado na base do crânio. Vamos voltar a isso.

2) A porção cervical da faringe pertence à região sub-hioidiana, isto é, região anterior e mediana do pescoço. Ela nos servirá de transição para as aponeuroses do pescoço. A laringe situa-se à frente da faringe. É constituída por onze cartilagens ligadas entre si por numerosos ligamentos e articulações. *A membrana tirotiroidiana e os ligamentos tiro-hioidianos* a unem ao osso hióide. *A membrana hioepiglótica, o ligamento glossoepiglótico, o ligamento faringoepiglótico* unem a epiglote ao osso hióide, à derme da língua, à faringe. Enfim, o *ligamento cricotraqueal* une a laringe à traquéia (Fig. 7)

Os condutos laringotraqueal e faringoesofagiano, o corpo tiróideo, situado à frente da junção laringotraqueal, ocupam o espaço entre a *aponeurose*

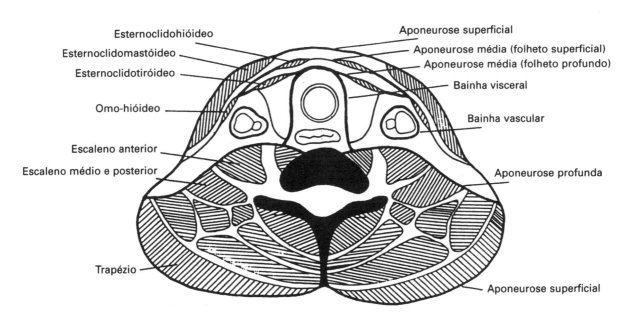

*FIGURA 6*
Corte horizontal do pescoço ao nível da 7ª cervical (baseado em Rouvière)

*cervical média* e a *aponeurose cervical profunda*. Vamos rever tudo isso com a bainha visceral (Fig. 7).

## APONEUROSES DO PESCOÇO

A porção anterior da região cervical, isto é, aquela que se encontra à frente da coluna cervical, é a mais rica em aponeuroses marcantes (Fig. 6).

### REGIÃO ANTERIOR

Nessa região distinguimos cinco formações aponeuróticas diversas, que se **prolongam para baixo:** as dos três planos musculares (superficial, médio, profundo), uma bainha visceral e duas bainhas vasculares.

*A* – A *aponeurose superficial* é, como sabemos, uma bainha aponeurótica completa, que podemos, talvez, considerar como a continuação dos ossos do crânio e da face de origem membranosa. Em cima, liga-se à linha curva occipital superior, à mastóide, à cartilagem do conduto auditivo esterno, à apófise masseteriana que vai uni-la ao osso zigomático e ao bordo inferior da mandíbula. Fixa-se embaixo no bordo anterior da fúrcula do esterno, na face anterior do manúbrio e ao bordo superior da clavícula. Na frente, adere ao osso hióide ou, mais exatamente, lhe envia uma expansão. Aos lados, desdobra-se para envolver os esternoclido-occipto-mastoidianos, o folheto superficial permanece mais espesso e mais resistente. Enfim, unilateralmente, ela reúne-se à aponeurose do deltóide e, atrás, à aponeurose superficial posterior (Fig. 6).

*B* – A *aponeurose média* pertence ao plano dos músculos sub-hióideos. O plano superficial vai do osso hióide ao bordo posterior da fúrcula esternal e da clavícula. Envolve os músculos homo-hióideos e esterno-hióideos. O plano profundo envolve o esternotiróideo e tiro-hióideo. Esse folheto profundo une-se, lateralmente, ao folheto superficial da aponeurose média, que se reúne à aponeurose superficial à frente do trapézio. A *aponeurose média* é, *portanto, unicamente anterior.*

Na frente, sobre a linha média, a aponeurose média e a aponeurose superficial são unidas à extremidade inferior da laringe (Fig. 7). Elas separam-se e, mais abaixo, a média insere-se sobre o bordo posterior da fúrcula esternal e a superficial, sobre o bordo anterior. Delimitam dessa forma dois espaços de um lado e do outro do esternoclido-occipto-mas-

tóideo: o espaço subesternal (veia jugular) dentro, o espaço supraclavicular fora.

*C* – A *aponeurose profunda ou pré-vertebral* recobre os músculos pré-vertebrais (Fig. 6): os escalenos, e entre eles adere aos tubérculos anteriores das apófises transversas cervicais. Externamente, prolonga-se de um e outro lado até a aponeurose superficial. Dessa forma separa-se a região posterior do pescoço em uma região anterior visceral e uma região posterior muscular. Prolonga-se, embaixo, pelo espessamento da fáscia endocárdica (lâmina fibrosa pré-vertebral) que vamos rever.

*D* – A bainha visceral é uma fáscia que envolve o esôfago e a traquéia e continua embaixo no mediastino, onde se transforma em fáscia periesofagiana.

Sobre a faringe ela cobre os músculos constritores: trata-se da aponeurose perifaringiana que já vimos. Acima da face posterior do corpo tireóide (Fig. 7) ela se bifurca. O folheto profundo prolonga a bainha visceral e forma a parede profunda da bainha do corpo tiróideo. Os folhetos ditos externos forram, de um lado e de outro, glóbulos tiróideos laterais e unem-se, como tabiques, à aponeurose média (Fig. 6), que forma a parede anterior.

Sob o corpo da tireóide, uma expansão da aponeurose média e uma expansão da bainha visceral unem-se em uma lâmina aponeurótica, que desce entre as duas até o pericárdio: **a aponeurose tiro ou cervicopericárdica** (Fig. 7). Ela forma, com a aponeurose média, a cela que abriga o timo.

Enfim, a bainha visceral é unida à aponeurose profunda pré-vertebral pelos *tabiques sagitais.*

*E* – As *bainhas vasculares* envolvem, de um lado e do outro, o feixe vasculonervoso do pescoço; cada elemento é, por sua vez, contido dentro de sua própria bainha. Elas são recobertas e prolongadas pelas aponeuroses do esternoclido-occipto-mastóideo. Constituem a continuação dos espaços maxilofaringianos, que vimos formados pela aponeurose perifaringiana e suas expansões.

### REGIÃO DA NUCA

A aponeurose superficial posterior que prolonga a aponeurose anterior envolve os trapézios. Embaixo adere às espinhas das escápulas. Sobre a porção média da face profunda, uma expansão vem inserir-se sobre as espinhosas e forma o *ligamento cervical posterior*. Divide em duas porções simétricas as camadas subaponeuróticas. Abaixo, distingui-

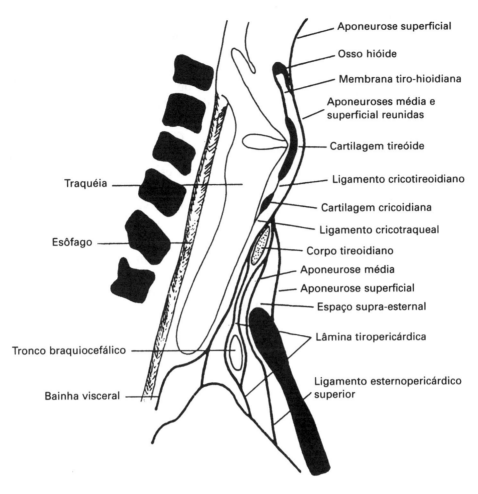

*FIGURA 7*

mos quatro planos musculares; portanto, quatro planos aponeuróticos (Fig. 6).

## APONEUROSES DO TÓRAX

A – Como em todas as regiões, reencontramos no tórax a *aponeurose superficial*. Ela é continuação da aponeurose do pescoço, e na região superior do tórax insere-se na frente sobre as clavículas, na região interna ao periósteo do esterno e atrás nas espinhas das escápulas. Envolve os peitorais maiores, os supra-espinhosos e os redondos maiores, os trapézios e os grandes dorsais. Embaixo e na frente as bainhas dos retos anteriores; lateralmente, à aponeurose dos oblíquos externos; atrás, à aponeurose lombar.

B – A caixa torácica é formada por várias peças rígidas que se alternam: as costelas e as partes moles que as reúnem. Distinguimos aí um plano muscular externo, que se termina na frente por lâminas *célulo-fibrosas* intercostais, um plano celular médio e um plano muscular interno. Entre esses três planos se intercalam duas membranas *célulo-fibrosas*.

## APONEUROSES DA CAVIDADE TORÁCICA

O folheto parietal da pleura é forrado em toda sua extensão pela fáscia subpleural ou *fáscia endocárdica*. Em seu conjunto sobre a face interna da caixa torácica, sob o esterno na frente, sob o diafragma embaixo, ela é fina e aderente às aponeuroses musculares até o periósteo dos ossos. Atrás, ao longo das faces laterais da coluna, a fáscia endocárdica se densifica e separa-se da pleura. Continua embaixo e até o diafragma à *aponeurose cervical pré-vertebral e profunda* e, até D4 mais ou menos, essa lâmina aponeurótica está colada à coluna. Mais abaixo, ela se separa do plano ósseo e é então ligada às vértebras, por meio de finos ligamentos, verdadeiros receptores sensitivos. É importante notarmos essa disposição, porque falaremos novamente a respeito dela no capítulo da cadeia cérvico-tóraco-abdômino-pélvica. Além disso, essa lâmina pré-vertebral é também um elemento importante a ser considerado na evolução da escoliose.

Sobre a abóboda pleural, mas separada dela, a fáscia subpleural forma uma calota fibrosa, sobre a qual se insere o *falso aparelho suspensor* da pleura. O conjunto dessa calota e o aparelho suspensor, que vamos ver, forma um tabique acima da pleura: *o septo fibroso cervicotorácico* aderente ao sistema ósseo.

O aparelho suspensor da pleura é constituído por um músculo inconstante, com freqüência substituído por uma lâmina fibrosa e por dois ligamentos.

- O músculo é o *escaleno menor* que vai da apófise espinhosa de C7 para baixo e para a frente inserir-se sobre o bordo interno da primeira costela atrás do escaleno anterior. Ao longo de seu trajeto, envia numerosos pequenos feixes fibrosos sobre o *septum* cervicotorácico. Em 50% dos casos é substituído por uma lâmina fibrosa: *o ligamento vértebro-pleuro-costal* (Fig. 8).
- O *ligamento vertebropleural* difere do precedente e se destaca da aponeurose pré-vertebral e da bainha visceral perdendo-se no *septum* fibroso.
- O *ligamento costopleural*, inconstante, vai do colo da primeira costela ao *septum* fibroso.

Por meio dessa descrição anatômica, vemos quanto a primeira costela se acha solidamente unida à base cervical. Dessa forma, compreendemos por que suas lesões são tão freqüentes.

*B* – No mediastino, a pleura parietal deve permitir a passagem dos pedículos pulmonares; assim ela é perfurada e envolve esses pedículos. Abaixo dos hilos, os dois bordos colam-se para formar dois estreitos mesos: os ligamentos dos pulmões, que descem até o diafragma.

Cada um desses ligamentos adere fortemente ao bordo lateral correspondente da bainha do esôfago ou *fáscia periesofagiana* que é o prolongamento da bainha visceral cervical.

*C* – O saco fibroso pericárdico constitui a grande formação do mediastino anterior. É uma membrana espessa, que não apenas recobre o coração, mas também as bainhas serosas dos grandes vasos arteriais e venosos. Em cima, envolve os vasos e se confunde com a bainha externa deles, fazendo dessa forma a junção com as bainhas vasculares da região cervical. Embaixo, envolve a veia cava inferior e a protege até o diafragma.

O pericárdio é ligado ao esqueleto e aos órgãos próximos por feixes fibrosos: os feixes do pericárdio (Fig. 9).

- Os *ligamentos vertebropericárdicos* são feixes fibrosos originados dos tabiques sagitais da aponeurose pré-vertebral, que já vimos na região cervical. Originam-se entre C7 e D4 e vêm se fixar à direita e à esquerda sobre a porção superior do pericárdio (Fig. 9).
- O *ligamento esternopericárdico superior* prolonga o folheto profundo da aponeurose cervical média. Em cima insere-se sobre o *manúbrio*, embaixo sobre o pericárdio, na região de origem dos troncos arteriais (Fig. 9).

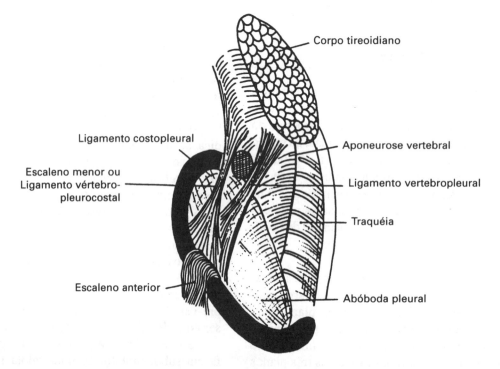

*FIGURA 8*

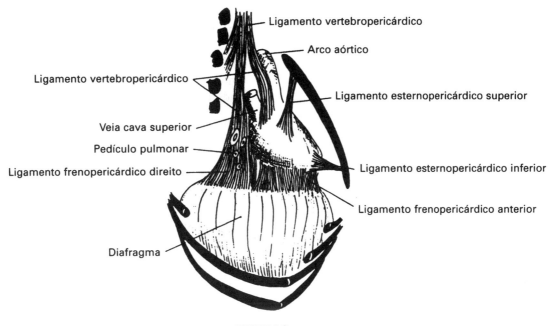

*FIGURA 9*
Baseado em Rouvière

- O *ligamento esternopericárdico inferior* vai da extremidade inferior do esterno e do processo xifóide até a porção inferior do pericárdio (Fig. 9).
- Os *ligamentos frenopericárdicos* são expansões da fáscia endocárdica, uma fina lâmina fibrosa e resistente, que une o pericárdio ao centro diafragmático. Ela é dividida em três segmentos, que são os *ligamentos pericárdicos*. O anterior corresponde ao bordo anterior do pericárdio, o direito une-se aos feixes fibrosos do centro diafragmático para recobrir a veia cava inferior, e o esquerdo é inconstante (Fig. 9).

Ainda se descreve: *os ligamentos tráqueo-pericárdico, bronco-pericárdico, esôfago-pericárdico.*

Todas essas formações fibrosas constituem a porção central do *ligamento mediastinal anterior*, que vamos ainda rever.

## O DIAFRAGMA

O diafragma é o tabique musculotendíneo que separa as duas cavidades, torácica e abdominal. É constituído por oito músculos digástricos cujos tendões centrais entrecruzam-se para formar o centro. Suas porções aponeuróticas são muito importantes. Duas zonas anatômicas vão nos deter aqui.

*A* – O *centro diafragmático* é a lâmina tendinosa muito resistente que, em forma de trevo, ocupa o centro do diafragma. É constituída por fibras que parecem ir em todas as direções mas que, na realidade, prolongam fibras musculares dos músculos digástricos da coroa e entrecruzam-se umas com as outras. Dois feixes de fibras contornam e delimitam o orifício da veia cava: *o feixe semicircular superior* e *o semicircular inferior*.

A disposição em forma de trevo é, para nossa concepção do mecanismo diafragmático na respiração, muito importante. O folículo anterior central recebe as inserções sólidas que vimos ao longo desse capítulo: *ligamentos frenopericárdicos, fáscia endocárdica posterior, fáscia periesofagiana, ligamentos do pulmão, bainhas vasculares.* O folículo lateral direito, maior do que o esquerdo, cobre o fígado, ao qual é fixado na região inferior pelo *ligamento falciforme*. O folículo lateral esquerdo cobre o estômago, ao qual é fixado pelo *ligamento do estômago*.

O papel fisiológico do centro diafragmático é, logicamente, servir de ponto de apoio às contrações do diafragma. É o ponto fixo da contração dos músculos digástricos, cujas inserções externas elevam as costelas inferiores. Nessa elevação lateral, os folículos laterais permanecem fixados para baixo: sobre o fígado pelo ligamento falciforme, sobre o estômago pelo ligamento do estômago. Nesse mesmo tempo de inspiração, as duas vísceras são mantidas pela contração sinérgica do transverso. Teremos ocasião de falar sobre essa concepção mecânica da respiração. É certo que esse ponto fixo central fibroso, portanto adaptável, era indispensável às deformações do to-rax no movimento do tronco.

Ao lado dessa função clássica, pensamos que existe ainda um papel muito importante que, em geral, escapa aos fisiologistas. Acabamos de ver que, na realidade, direta ou indiretamente, as fáscias e as aponeuroses profundas do pescoço e da cavidade torácica chegam e fixam-se no centro frênico.

Na região do abdome, vamos ver que todos os mesos e os ligamentos suspensórios são direta e indiretamente interligados, em cima, ao centro diafragmático.

Conseqüentemente, cada vez que este se move, leva junto os órgãos abdominais e torácicos. Ocorre aí uma "pompage" respiratória permanente que, seguramente, desempenha um importante papel no sistema circulatório das vísceras.

B – Os *pilares do diafragma* são, em princípio, a porção muscular que se une às vertebras. Na realidade, quando olhamos de perto percebemos que essa porção muscular é... sobretudo tendinosa. Percebemos também que os pilares são o ponto de apoio das fáscias profundas do abdome e dos membros inferiores. Isso na região do centro de gravidade do corpo: L3. Teremos ocasião de voltar a essa noção. O pilar direito insere-se, por meio de um largo tendão, sobre a fáscia anterior de L2 e L3, sobre os discos L1-L2, L2-L3, L3-L4. Ele vai, com freqüência, até o corpo de L4. O pilar esquerdo se insere sobre o corpo de L2 e os discos L1-L2, L2-L3. As fibras mais internas dessas fibras tendinosas entrecruzam-se sobre a linha média, à frente da coluna. Ocorre o mesmo com as fibras musculares que delimitam, ao se cruzarem, o orifício aórtico e o orifício esofagiano. Essas lâminas fibrosas relacionam-se com a bainha visceral que descem do tórax, com as inserções do psoas e da *fáscia ilíaca* embaixo.

## APONEUROSES DO ABDOME

Na região do tórax, tendo em vista a estrutura esquelética, as aponeuroses de sustentação são raras e de pouca importância. Por razões inversas, o abdome apresenta um sistema aponeurótico importante. De acordo com sua função, os anatomistas acreditam distinguir nessa região dois tipos de aponeurose. Dissemos o que pensamos a respeito da função da fáscia quando discorremos sobre generalidades. No entanto, conservaremos essa divisão, que é cômoda para a descrição.

### PAREDE ÂNTERO-LATERAL

### Aponeuroses de revestimentos

A aponeurose superficial é constituída pelas aponeuroses dos oblíquos externos. Voltaremos a vê-las em detalhe com as aponeuroses de inserção.

O folheto mais importante é aquele que forra a face profunda da parede muscular abdominal. Tendo em vista que essa face profunda é constituída, antes de mais nada, pelo músculo transverso, damos a ela o nome de *fascia transversalis*. No entanto, ela não é aderente ao transverso em toda a sua extensão.

- Em cima a fáscia é fina e se confunde com a fáscia subperitonial. Ela se espessa de cima para baixo e transforma-se numa verdadeira lâmina fi-brosa na região inferior. Recobre praticamente toda a face profunda do transverso, com exceção da região anterior onde, sob a linha arqueada, a lâmina tendinosa anterior do transverso passa à frente (Fig. 10). A *fascia transversalis ou parietalis* forra, então, a face posterior dos retos abdominais.
- Embaixo, na região da metade externa do ligamento inguinal, a *fascia transversalis* une-se à *fáscia ilíaca*. Na porção média, ela penetra no canal inguinal e constitui a bainha do cordão dessa região. Forma a bainha dos vasos ilíacos externos e depois continua com a bainha vascular do canal crural. Dentro dos vasos femorais, desce e insere-se sobre a crista pectínea do ramo púbico; transforma-se, neste ponto, no *septum crural*.
- Na região interna, de alto a baixo, ela forra a face posterior dos ligamentos inguinais, dos retos abdominais e se fixa no bordo superior do púbis. O *feixe iliopubiano, os ligamentos inguinais, o ligamento interfoveolar, os ligamentos lombocostais*, veremos mais à frente, apesar de nitidamente distintos, são considerados como reforços da *fascia transversalis*.

Por suas junções na região inferior com o ligamento inguinal, *a fáscia ilíaca*, que se une com a aponeurose femoral, a bainha dos vasos ilíacos externos essa grande fáscia forma uma cadeia que se continua no membro inferior pelo canal crural e femoral. Tendo em vista que é reforçado na região superior pelos ligamentos inguinais, podemos considerar que faz parte da cadeia fascial que une lateralmente a região lombar ao membro inferior, cadeia em parte constituída pela aponeurose do psoas e a *fáscia ilíaca*. Ainda abordaremos esse assunto.

### Aponeuroses de inserção

Dissemos que a aponeurose superficial era, essencialmente, constituída por aponeuroses dos oblíquos externos. Essas aponeuroses inserem-se, na frente, de ambos os lados, sobre a linha alba (da qual também falaremos mais à frente), embaixo sobre o púbis e o ligamento inguinal (o qual também voltaremos a abordar), lateralmente e atrás sobre a crista ilíaca. Esta última inserção é particular. Juntamente com a do grande dorsal, que se faz sobre o quarto posterior, ela delimita uma superfície triangular de base inferior: *o triângulo lombar,* zona de relativa fraqueza, defendida apenas pelas aponeuroses do oblíquo interno e transverso.

A inserção pubiana do oblíquo externo e o feixe tendíneo pré-pubiano nos parecem muito importantes. É um ponto de apoio aponeurótico sólido, que explica por que a fisiologia osteopática fez do púbis uma das "chaves no corpo". Ela é constituída por

Na porção ântero-lateral, o oblíquo externo forma a *arcada crural ou arcada femoral ou ligamento inguinal* que vai da espinha ilíaca ântero-superior à espinha do púbis. É constituída, sobretudo, por suas próprias fibras que, estendidas entre as duas espinhas, formam o *ligamento inguinal*, em torno do qual enrola-se à aponeurose do oblíquo externo (Fig. 12). Esse enrolamento dá origem a uma goteira aberta superiormente, cujo bordo posterior é reforçado por uma banda fibrosa, o arco iliopectíneo. Na região interna do púbis algumas fibras do ligamento divergem. Encurvam-se para baixo e

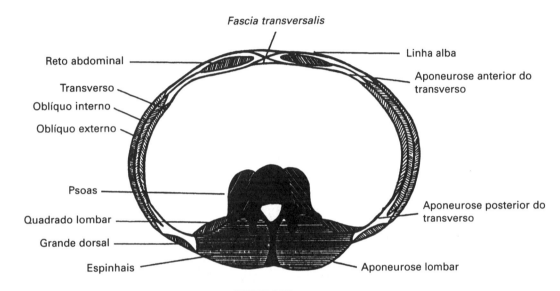

*FIGURA 10*
Baseado em Rouvière

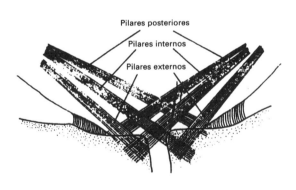

*FIGURA 11*

três pilares (Fig. 11), isto é, três feixes fibrosos. O pilar externo insere-se sobre a espinha do púbis, sobre a face anterior do púbis e termina sobre a aponeurose do reto interno da coxa. O pilar interno passa à frente do púbis e se cruza com o do lado oposto, sobre a linha média. Termina, igualmente, sobre a espinha do púbis e sobre a face anterior, mas do outro lado. O pilar posterior ou *ligamento reflexo* desce atrás do pilar interno. Cruza também para inserir-se sobre o púbis oposto.

inserem-se sobre a crista pectínea, constituindo, assim, uma lâmina fibrosa independente: o *ligamento lacunar.*

A inserção pubiana de todos esses tendões, aponeuroses, lâminas fibrosas, ocorre sobre uma superfície tão estreita que forma uma única massa fibrosa, à qual se juntam as inserções dos retos anteriores, dos piramidais do abdome e dos tendões dos adutores médios. Trata-se de uma rede tendínea.

Na parede anterior, todas as aponeuroses dos músculos do abdome terminam em três lâminas aponeuróticas, que formam as bainhas dos retos anteriores (Fig. 10). Na região dos três quartos ou dois terços superiores, músculos retos anteriores são mantidos dentro de um desdobramento anterior da aponeurose do oblíquo interno, reforçada na frente pela aponeurose do oblíquo externo e, atrás, pela aponeurose do transverso. No quarto ou terço inferior, todas essas aponeuroses passam para a frente na região de uma lâmina tendinosa côncava para baixo: a *linha arqueada*. Apenas a *fascia transversalis* abandona a aponeurose do transverso, para formar a

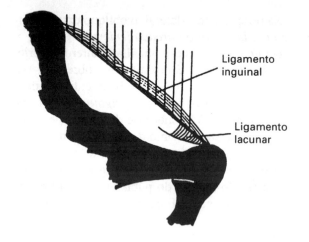

FIGURA 12

## Aponeuroses de revestimento

Como para todas as massas musculares sobrepostas, os diversos revestimentos aponeuróticos se opõem e deslizam uns sobre os outros. O mais profundo é constituído pelas aponeuroses dos quadrados lombares e do psoas.

As aponeuroses dos quadrados lombares são desdobramentos dos transversos (Fig. 10) e da *fascia transversalis*. Elas recobrem a face posterior dos músculos e se fixam internamente nas apófises transversas das vértebras lombares. Em sua porção superior, são reforçadas pelos *ligamentos arqueados laterais (ligamentos lombocostais que recobrem o quadrado lombar)* que unem as apófises transversas

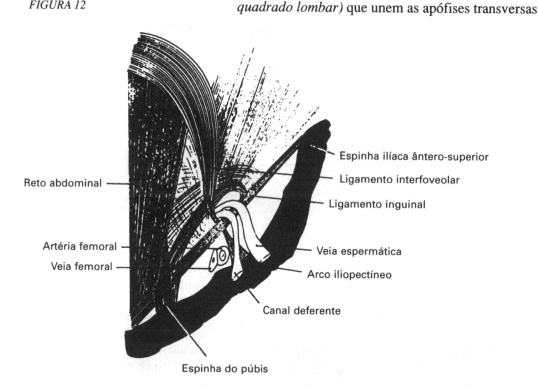

FIGURA 13

parede posterior das bainhas. Do extremo externo da linha arqueada origina-se um feixe fibroso, que é o reforço da *fascia transversalis:* o ligamento de interfoveolar (Fig. 13). Ele desce para baixo e para fora, contorna uma alça da entrada do canal inguinal, que ele parece suspender, antes de desaparecer na fáscia.

Na linha média, após ter formado as bainhas dos retos anteriores, as aponeuroses se entrecruzam e formam uma estrutura mediana sólida: a *linha alba*.

### Parede posterior

Na porção posterior do abdome os anatomistas conservam a mesma classificação em aponeuroses de revestimento e aponeuroses de inserção.

de L1 ao ápice da décima segunda costela (Fig. 14). Toda essa porção posterior é a porção lombar daquilo que denominamos *lâmina fibrosa pré-vertebral*, que vamos ainda rever. Ela segue-se ao espessamento posterior da fáscia endocárdica e se fixa novamente na coluna na região de L1.

A aponeurose do psoas se confunde com a *fáscia ilíaca*. Pertence, ao mesmo tempo, à parede posterior do abdome e à região femoral. Acima do ligamento inguinal, ela se insere na linha curva, internamente aos corpos vertebrais lombares e no ligamento arqueado medial. Recobre o músculo-psoas e vai, para fora, encontrar a aponeurose dos quadrados lombares e insere-se na crista ilíaca. Em cima, forma a *arcada do psoas* que se une ao corpo

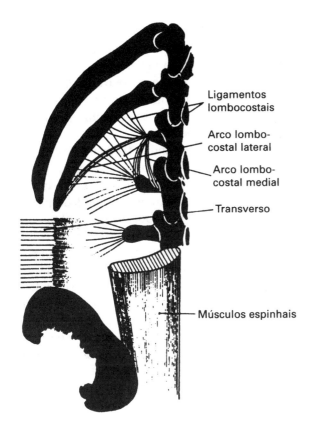

*FIGURA 14*

de L2, contorna o psoas e vai se fixar na transversa de L1. Na região da arcada femoral, a *fáscia ilíaca* adere na frente à arcada e a parte inferior forma o arco iliopectíneo (Fig. 13). Abaixo, prolonga-se até a inserção baixa do iliopsoas e une-se à aponeurose femoral. Dissemos que formava a peça-chave de uma cadeia lombofemoral que, para nós, se segue à cadeia cérvico-tóraco-abdômino-pélvica que será estudada mais à frente.

*Aponeuroses de inserção*

Assim como nas paredes ântero-laterais, a fronteira entre as aponeuroses de revestimento e aponeuroses de inserção é mal definida e mais teórica do que real. Se a aponeurose lombar é a aponeurose de inserção do grande dorsal, ela também é aponeurose superficial da parede posterior do abdome. Vai da espinha de D7 até a de S5 e sobre o quarto posterior da crista ilíaca. Vimos que nessa região delimitava, com a aponeurose do oblíquo externo, o *triângulo lombar*. Ela é recoberta em cima pela aponeurose do trapézio e, por sua vez, recobre e envolve todos os músculos vertebrais.

O segundo plano aponeurótico é constituído:

– em cima pela aponeurose de inserção do serrátil póstero-inferior, que se une à do serrátil póstero-superior formando a superfície de deslizamento do serrátil anterior;

– embaixo pela aponeurose do oblíquo interno.

O terceiro plano é o da aponeurose do transverso (*fascia transversalis*) que já vimos. Na região posterior ela é reforçada por uma série de feixes que divergem a partir do ápice das apófises transversas das vértebras lombares e espalham-se sobre a face profunda da aponeurose. Os mais resistentes desses feixes fibrosos originam-se em L1 e L2. Prolongam-se até as décimas segundas costelas e formam, de um lado e de outro, os *ligamentos lombocostais* (Fig. 14). Vimos que essa camada posterior forma a parte lombar da cadeia cérvico-tóraco-abdômino-pélvica.

## FÁSCIAS DA CAVIDADE ABDOMINOPÉLVICA

Em nosso trabalho preparatório, dissertamos longamente a respeito das fáscias da cavidade abdominopélvica. Neste trabalho, que julgamos definitivo, suprimimos tudo isso. Estamos convencidos de que essa dissertação não era necessária aqui. Tratava-se de uma descrição anatômica que o leitor poderá facilmente encontrar em seus livros de anatomia; nada trazia de novo a nosso estudo da função fascial. Reduzimos essa descrição a sua mais simples expressão.

### O PERITÔNIO

A massa visceral contida na cavidade abdominal é flutuante e mal mantida em uma cavidade unicamente muscular e fibrosa. Encontra-se em perpétuo movimento e não há, propriamente falando, aponeurose de manutenção ou de suspensão, mas uma membrana fibrosserosa que interliga todos os órgãos, permitindo deslizamentos das vísceras umas em relação às outras e mantém as relações entre elas por estreitas ligações. Essa membrana é *o peritônio*. Trata-se de um saco hermético. As vísceras dentro dele se desenvolvem entre dois folhetos, o peritônio visceral as recobre, desdobrando-se em torno delas. Assim formam-se os mesos, os ligamentos, as pregas omentais que, todos formados por folhetos duplos, unem as vísceras entre si. De acordo com o comprimento dessas estruturas de ligação, as vísceras são mais ou menos livres e móveis.

Como todas as membranas de revestimento seroso, o peritônio é constituído:

– pelo peritônio parietal, que forma a parte interna das cavidades abdominal e pélvica. É forrado por

uma fáscia frouxa: a *fáscia própria* que podemos classificar dentro das fáscias-laboratório de função de nutrição; e
– pelo peritônio visceral que é a serosa de recobrimento dos órgãos.

Os órgãos desenvolvem-se entre duas membranas, o peritônio visceral sendo que constitui dobras que se transformaram em estruturas de união e assumem diferentes nomes, de acordo com sua localização anatômica.

a) Os *mesos* unem os segmentos do tubo digestivo à parede. Entre os dois folhetos correm em geral os vasos sanguíneos e linfáticos.
b) Os *ligamentos* unem os órgãos (com exceção do tubo digestivo) à parede, mas, ao contrário dos mesos, não contêm nenhum vaso.
c) As *pregas omentais* unem os órgãos entre si e protegem vasos entre seus folhetos.

## APONEUROSES DO PERÍNEO

O períneo é o limite inferior da cavidade abdominal. Circunscreve-se em um limite osteofibroso com a forma de um losango constituído pelo bordo inferior da sínfise púbica e ramos isquiopubianos na frente, pelo ápice do cóccix e os ligamentos sacrociáticos atrás. Divide-se em dois triângulos opostos: o períneo anterior, sobretudo muscular; o períneo posterior atravessado pela porção anal do reto. Apresenta sistema aponeurótico potente, que recebe o peso dos órgãos pélvicos. Descrevemos aí três planos: superficial, médio e profundo.

A aponeurose superficial recobre apenas o períneo anterior. Une-se de um lado e de outro aos lábios externos dos bordos inferiores dos ramos isquiopubianos. Atrás, na região da linha média, confunde-se com os núcleos fibrosos e une-se de um lado e de outro à aponeurose média. Na frente, forma a *fáscia peniana* ou a *fáscia clitoridiana*. Engloba os músculos isquiocavernosos e bulbocavernosos.

A aponeurose média ocupa também o triângulo anterior. É composta por dois folhetos, entre os quais se alojam os músculos transverso profundo e esfíncter da uretra. O folheto exterior, isto é, o mais superficial, une-se de um lado e do outro à face interna do ísquio e ao lado interno do bordo inferior do ramo isquiopubiano. Ele é espesso: trata-se da *fáscia diafragmática urogenital inferior*. Atrás, ele se liga ao centro tendíneo do períneo e à aponeurose superficial, que se encontra abaixo do folheto profundo situado logo acima. Na frente torna-se

mais espesso para formar um primeiro ligamento: a lâmina supra-uretral atrás da qual um outro espessamento forma um segundo ligamento sólido que vai de um ramo isquiopubiano ao outro: *o ligamento transverso da pelve*. O folheto superior, mais profundo, é fino. Recobre os músculos e une-se ao ligamento transverso da pelve.

A aponeurose profunda, também denominada *aponeurose pélvica*, recobre o diafragma pélvico constituído pelos músculos elevador do ânus e isquiococcigiano. Ela está em continuidade na região súpero-externa com a aponeurose do obturador interno e recobre atrás o plexo sacro. Não deve ser considerada como uma aponeurose de revestimento, mas como um plano fibroso que recobre todas as partes moles: músculos, plexo sacral, plexo pudendo e sacrococcígeo. *É o verdadeiro assoalho pélvico*. Na região externa, de um lado e de outro, após unir-se à face posterior do púbis, ela se confunde com o bordo superior da aponeurose do obturador interno, com a qual forma um arco tendíneo que cruza a região inferior da incisura ciática maior, depois fixa-se no sacro, internamente, aos forames anteriores. Na região interna, à frente do reto intestinal, ela se une ao bordo inferior do elevador do ânus, à aponeurose da próstata e à aponeurose média. Atrás do reto, ela adere ao ligamento tendinoso sacrococcigiano e une-se à aponeurose oposta. No centro, adere à bainha fibrosa do reto.

Esta aponeurose pélvica é muito resistente. Delimita com o peritônio uma cavidade denominada espaço pelvivisceral. Apresenta vários espessamentos. Com a aponeurose do obturador interno ela forma, na região da inserção do músculo, *o arco tendíneo do músculo elevador do ânus*. Um pouco abaixo, forma uma segunda *arcada tendínea da aponeurose pélvica*. Esses dois arcos de reforço são tensionados entre a inserção pubiana do elevador e a espinha ciática. Dois outros espessamentos partem dessa espinha: um para cima, outro para baixo e para dentro.

## APONEUROSES DO MEMBRO INFERIOR

### Aponeuroses glúteas

Todos os músculos da região glútea são recobertos pela aponeurose glútea. Ela se destaca da crista ilíaca, do sacro e do cóccix e continua para baixo, pela aponeurose femoral. Na frente, onde é bastante espessa, recobre a porção anterior do glúteo médio, depois, na região do bordo anterior do grande glúteo, divide-se em três folhetos.

Os folhetos superficial e médio contornam o grande glúteo. O folheto profundo, bastante fino, recobre a porção posterior do glúteo médio, o piramidal, os gêmeos e o quadrado crural.

A região obturatória pode ser incluída na região glútea, se considerarmos que ela é sua parede interna. Situa-se na região interior da coxofemoral, em torno do forame obturatório. É a zona limite entre a cavidade pélvica e o membro inferior. No plano aponeurótico, além das aponeuroses musculares, que veremos novamente com a região femoral, devemos aqui lembrar *a membrana obturatória*. Ela fecha completamente o forame isquiopubiano, com exceção da região da goteira subpubiana situada sob o ramo horizontal do púbis, onde ela termina por um bordo livre. Nessa região, é reforçada por um feixe ligamentar subpubiano (Fig. 15); a reunião desse bordo livre e desse feixe fibroso forma a parede inferior do canal obturatório, que dá passagem aos vasos e nervos obturatórios.

*Aponeuroses da coxa*

A *aponeurose femoral* envolve a coxa como uma meia. No alto e na frente, destaca-se do ligamento inguinal, póstero-superiormente está em continuidade com a aponeurose glútea. Na região inferior, envolve o joelho, fixa-se na rótula e na tuberosidade tibial, de um lado e outro adere fortemente à rótula e ao plano tendíneo.

Externamente, *a aponeurose femoral* torna-se consideravelmente espessa e leva o nome de "*fascia lata*". Toda essa porção externa é freqüentemente descrita de forma confusa. A *fascia lata* é um espessamento da aponeurose femoral. Internamente a essa fáscia, na região dos dois terços inferiores da coxa, situa-se uma lâmina tendinosa, que constituía a inserção inferior do *tensor da fascia lata*: *o trato iliotibial*. Esse trato vai da crista ilíaca à tíbia. É composto superiormente pelo espessamento da aponeurose glútea e da *fascia lata,* nos dois terços inferiores, por essa lâmina tendinosa do tensor.

Na fisiologia do movimento, é possível considerar o glúteo médio como a única garantia do equilíbrio frontal da bacia nos apoios unipodais. Acreditamos que isso se deve à má compreensão do papel considerável que as fáscias desempenham nessa região.

Os músculos são incapazes de, sozinhos, assegurar essa função na marcha. E nessa carreira de trinta anos como reabilitador de poliomielite, vimos centenas de transposições do tendão do tensor sobre o trocanter maior. Essa intervenção melhorava de forma notável o sinal de Duchenne de Boulogne (desequilíbrio da bacia num plano frontal durante os apoios unipodais). No entanto, se o cirurgião transpusesse a porção anterior do trato iliotibial, esse sinal não desaparecia mesmo com uma reeducação muscular intensiva.

Uma vez mais, constatamos que as aponeuroses, também nessa região, são solidárias entre si. A lâmina tendinosa superior do tensor se une firmemente às aponeuroses do glúteo médio. As aponeuroses glúteas e femoral se unem e formam a porção superior do trato iliotibial. Dessa forma toda a musculatura se encontra de acordo com a orientação das fibras, mais ou menos envolvida na manutenção da bacia. Essa é a estrutura que Farabeuf denominava "deltóide pélvico".

Por outro lado, essa musculatura dispõe de um grande braço de alavanca, de uma ampla inserção da região do joelho. A lâmina tendinosa, antes de limitar a sua inserção principal na tíbia, se confunde atrás como septo intermuscular externo, que se fixa na bifurcação externa da linha áspera. Na frente, envia uma expansão que, ultrapassando a rótula e a ele aderindo, vai-se perder na aponeurose femoral interna. Aí encontramos um mecanismo de tensor fascial, o verdadeiro ligamento lateral ativo cuja tensão é controlada e modulada pela musculatura (Fig. 16).

A aponeurose femoral é solidária ao fêmur pelos septos intermusculares interno e externo, que dividem a coxa em duas regiões. Eles se destacam da face profunda, passam atrás dos vastos e vão fixar-se no bordo posterior do fêmur nos lábios internos e externos da linha áspera, desde sua trifurcação superior até sua bifurcação inferior (Fig. 17). Eles desempenham um papel considerável na coordenação motora e, sobretudo, na transmissão do movimento a distância.

*Canal femoral*

Diversas aponeuroses da coxa constituem uma bainha fibrosa de proteção dos vasos femorais: o canal femoral (Fig. 17).

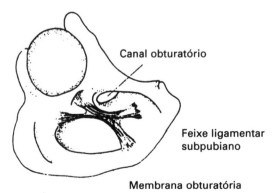

FIGURA 15

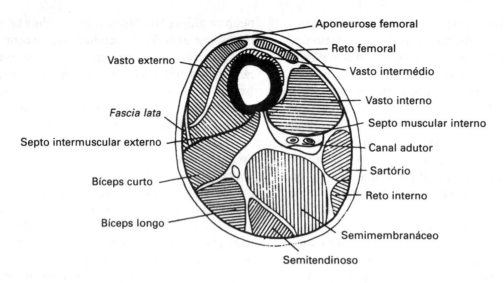

*FIGURA 16*
Baseado em Rouvière

Esse canal tem a forma de um prisma triangular torcido sobre seu eixo, de tal forma que a face anterior, em cima, transforma-se embaixo em interna (Fig. 17). É formada pelas aponeuroses da goteira femoral: externamente, as aponeuroses do psoas e do vasto interno; internamente a do pectíneo e dos adutores (Fig. 17).

Essa goteira é fechada por uma estrutura aponeurótica que, passando à frente dos vasos, reúne os dois bordos.

O canal femoral se abre, em cima, pelo anel femoral, situado entre o ligamento inguinal na frente, o arco iliopectíneo na região externa, o ligamento lacunar na região interna, um espessamento da aponeurose do pectíneo: *o ligamento pectineal* atrás (Fig. 18). Embaixo termina pelo anel do adutor magno.

Nessa região distinguimos três segmentos:

- O segmento superior do *canal femoral* (Fig. 18) desce até a região da confluência da safena interna e da veia femoral. Aí, a aponeurose femoral, após destacar-se da bainha do sartório, desdobra-se sobre o bordo interno desse músculo. O folheto superficial passa acima dos vasos. É espesso externamente, mas, internamente, é reticular, constituído por fibras cruzadas que constroem entre si orifícios

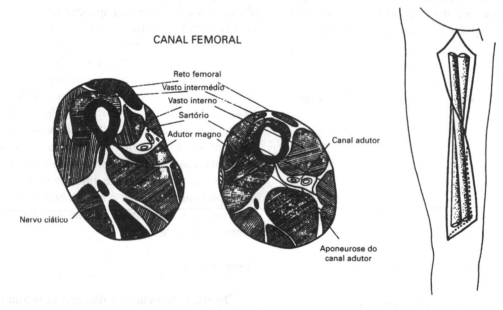

*FIGURA 17*
Baseado em Rouvière

40

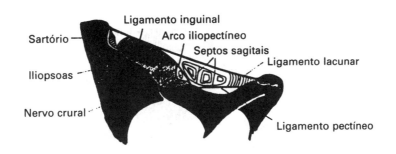

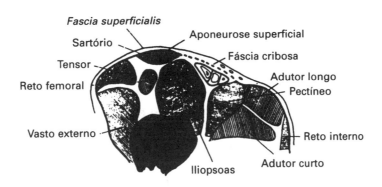

*FIGURA 18*

pelos quais passam feixes vasculares e nervosos. Trata-se da *fascia cribiformis* (Fig. 18). O limite entre essas duas porções – externa espessa, interna reticular – leva o nome de *margo falciformes (hiatus safenos)*. O folheto profundo forra os músculos psoas e pectíneo e se une ao folheto superficial na região interna.

- O segmento médio (Fig. 17) tem uma parede externa formada pela aponeurose do vasto interno, uma interna formada pela aponeurose do adutor médio, uma anterior formada pelo desdobramento da aponeurose femoral que envolve o sartório.
- O segmento inferior ou o *canal adutor* (Fig. 17) começa após a torção. Ele apresenta uma parede ântero-externa formada pelo septo intermuscular interno e o vasto interno, uma parede posterior formada pela aponeurose do adutor magno, uma parede interna constituída por uma lâmina fibrosa muito densa de fibras oblíquas, que vão do tendão do adutor magno até a aponeurose do vasto interno: a *aponeurose do canal adutor*.

## Aponeuroses do joelho

Na região do joelho, o revestimento aponeurótico segue-se à aponeurose femoral e continua pela aponeurose da perna.

- Na frente ela é fina e se fixa nas tuberosidades da tíbia e na cabeça da fíbula. Pela *fascia lata* ela adere à tuberosidade externa da tíbia, ao bordo externo da rótula e ao ligamento rotuliano. Separa-se do plano tendíneo por meio de uma bolsa serosa. Recebe as expansões tendinosas do bíceps, na região externa, e do sartório, na região interna. Na realidade, envolve todos os músculos (Fig. 19).
- Recobre toda a região posterior. É fibrosa e resistente na região central, mas fina dos lados, onde se reúne à parte anterior. Na face profunda, ela envia dois septos ântero-posteriores: um interno e um externo, que vão se fixar nas bifurcações das linhas ásperas. Esses dois septos limitam uma cavidade, o *cavo poplíteo* separado em duas regiões: uma posterior ou superficial, uma anterior ou profunda, pela *aponeurose profunda do cavo poplíteo*. Essa aponeurose é tensionada entre a face posterior da bainha do semimembranáceo e a face anterior do bíceps longo. Ela se prolonga para cima e para baixo. A região superficial encerra o ramo cutâneo do ciático menor e a veia safena externa. A região profunda contém os grandes vasos e nervos do membro inferior. Ela é a seqüência do canal femoral (Fig. 19).

## Aponeuroses da perna

Como todo membro inferior, a perna é envolvida pela aponeurose superficial. Ela é a continuação, superiormente, da aponeurose do joelho; embaixo

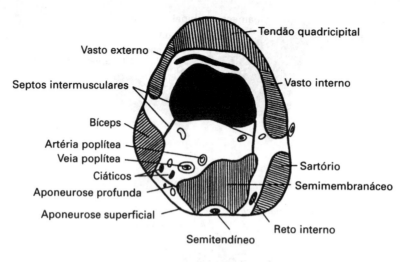

*FIGURA 19*

vai continuar pelas aponeuroses do pé. É reforçada na região do tornozelo, pelos ligamentos anulares. Na frente, na região da face interna da tíbia, ela se confunde com o periósteo.

*Dois septos intermusculares* partem da face profunda. O *externo* vai se fixar no bordo externo da fíbula; delimitando, a região ântero-externa, e atrás a região posterior. Em sua porção superior, forma um arco fibroso que, com o bordo da fíbula, constitui o orifício do nervo poplíteo externo. O *anterior* vai-se fixar no bordo anterior da fíbula; divide a região ântero-externa em uma região externa e outra anterior. Deve-se notar que a maioria dos músculos dessa região insere-se na aponeurose ou nos septos intermusculares (Fig. 20).

A região posterior é delimitada pelo septo intermuscular externo, o ligamento interósseo e os dois ossos da perna. A aponeurose superficial desdobra-se na linha média para envolver a veia e o nervo safeno externo. Os dois feixes do sóleo são reunidos por um arco fibroso: *o arco do tendíneo do sóleo*, sob o qual passa o pacote vasculonervoso. Abaixo do sóleo, uma fina lâmina fibrosa vai do bordo interno da tíbia ao bordo externo da fíbula, protegendo os vasos tibiais posteriores, os vasos fibulares e o nervo tibial posterior. Ela leva o nome de *aponeurose profunda* (Fig. 20).

Na região do colo do pé, a aponeurose superficial é, como já vimos, reforçada pelos dois ligamentos anulares. Nas laterais, adere aos maléolos. Atrás do maléolo externo, uma expansão encontra-se em continuidade com o septo intermuscular externo inserindo-se no lábio interno da goteira retromaleolar. Forma um verdadeiro canal osteofibroso para os tendões dos fibulares laterais.

Na região posterior, desdobra-se para envolver o tendão de Aquiles. A aponeurose profunda da perna prolonga-se até o colo do pé. Se na perna ela

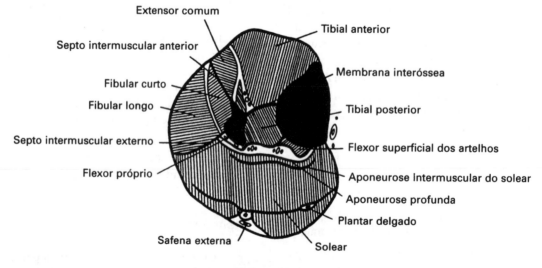

*FIGURA 20*
Baseado em Rouvière

ocupa toda a largura, embaixo ela se reduz para terminar na região interna, na face súpero-interna do calcâneo. Na região superior, se fixa na bainha dos fibulares.

## Aponeuroses do pé

No pé, descrevemos as aponeuroses dorsais e as aponeuroses plantares.

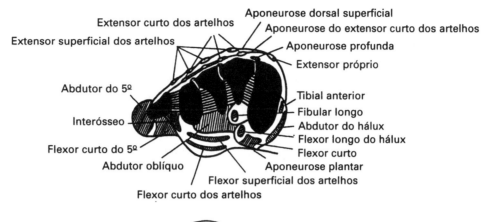

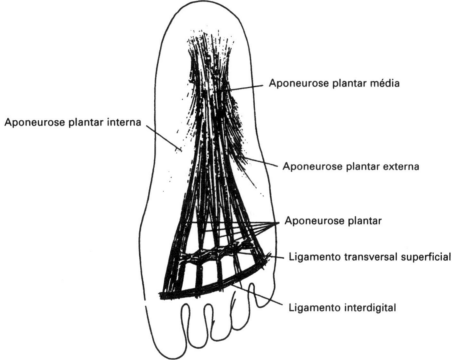

*FIGURA 21*
Baseado em Rouvière

### Aponeuroses dorsais

Três pontos aponeuróticos se distinguem na região dorsal:

- Na região dos três ligamentos anulares do colo do pé, a *aponeurose dorsal superficial* é continuação da aponeurose da perna. Recobre os tendões dos extensores. Dos lados, une-se à aponeurose plantar aderindo aos bordos internos e externos do pé na região dessa junção (Fig. 21).

- A *aponeurose do extensor curto dos artelhos* recobre: o músculo de mesmo nome, os vasos e o nervo tibial posterior. Ela situa-se sobre os tendões extensores. Externamente, fixa-se ao bordo externo do pé. Internamente à aponeurose superficial (Fig. 21).

- A *aponeurose profunda ou interóssea dorsal* recobre a face dorsal dos metatarsianos e dos músculos interósseos (Fig. 21).

*Aponeuroses plantares*

A aponeurose plantar comporta dois planos.

1) A *aponeurose superficial plantar* divide-se em três partes: média, externa e interna. Corresponde a três grupos musculares.

*a)* A aponeurose média é uma lâmina fibrosa. Muito espessa atrás, vai afinando-se à medida que avança para a região anterior. Triangular, insere-se, atrás, nas tuberosidades do calcâneo e, na frente, termina na região das articulações metatarso-falangeanas. De um lado e outro, prolonga-se pelas aponeuroses interna e externa. É constituída por fibras longitudinais que se separam na frente em cinco feixes pré-tendíneos que terminam nas articulações, de forma comparável à da aponeurose palmar. Essas fibras longitudinais são reunidas por fibras transversais disseminadas na espessura da aponeurose. Formam dois ligamentos transversos: um transverso superficial na região das articulações metatarso-falangeanas, outro interdigital na região da comissuras interdigitais (Fig. 21).

*b)* A aponeurose interna é fina atrás, espessa na frente. Une-se na região interna à tuberosidade interna do calcâneo e se confunde, na frente, com a bainha tendinosa do primeiro metatarsiano. Externamente, adere ao bordo interno do pé e continua-se pela aponeurose dorsal (Fig. 21).

*c)* A aponeurose externa é espessa na região posterior, fina na anterior. Vai da tuberosidade calcânea externa até a bainha do quinto metatarsiano. Adere-se ao bordo externo do pé antes de se unir à aponeurose dorsal (Fig. 21).

*d)* Na região das junções da aponeurose média e das duas aponeuroses, externa e interna, duas lâminas aponeuróticas afundam até o esqueleto e dividem o pé em três regiões: a interna fixa-se na tuberosidade póstero-interna do calcâneo, o escafóide, o primeiro cuneiforme e o primeiro metatarsiano. A externa, no ligamento calcâneo cubóide e o quinto metatarsiano (Fig. 21).

2) A aponeurose profunda recobre os interósseos do bordo inferior do primeiro ao bordo inferior do quinto metatarsiano. Ela se confunde com o ligamento intermetatarsiano profundo.

## APONEUROSES DO MEMBRO SUPERIOR

*Aponeuroses do ombro*

Todas as aponeuroses do ombro são musculares.

1) A aponeurose do grande peitoral que, como vimos com o toráx, se isere na região interna do bordo superior da clavícula, na face anterior do esterno e na porção superior da linha alba (aponeurose superficial), constitui no ombro a *aponeurose superficial anterior.* Externamente, continuará pela aponeurose do deltóide (Fig. 22).

A aponeurose do deltóide envolve e divide completamente o músculo. Ela segue-se à aponeurose do peitoral maior e à do pescoço, recobrindo, na região da articulação, o espaço deltopeitoral. Embaixo reúne-se com a aponeurose braquial e, atrás, com a do infra-espinhal (Fig. 22).

A aponeurose dos músculos infra-espinhal, redondo maior e redondo menor é continuação do deltóide. Formadas por fibras entrecruzadas, é espessa na região interna e afina-se progressivamente, à medida que avança para a região externa.

A aponeurose do grande dorsal segue-se à do redondo maior na região posterior do ombro (Fig. 22).

2) Damos o nome de *aponeurose clave-peitoral-axilar* ao conjunto das aponeuroses musculares e das lâminas de junção que vão da clavícula à base da axila sob a massa peitoral.

A aponeurose do subclávio vai do lábio anterior ao lábio posterior da goteira do subclávio da clavícula. Ela envolve completamente o músculo subclávio. É reforçada na região anterior pelo ligamento coracoclavicular interno.

Dessa aponeurose parte uma lâmina aponeurótica: aponeurose clavipeitoral, que desce até o peitoral menor.

No ápice do peitoral menor, a aponeurose clavipeitoral desdobra-se em dois folhetos de um lado e de outro do músculo. O folheto anterior reúne-se embaixo ao folheto profundo da aponeurose do grande peitoral e vai se fixar na pele do cavo da axila. O folheto posterior continua através da aponeurose profunda da base da axila, após ter enviado expansões para a pele. A membrana assim formada pelos dois folhetos que vão do peitoral menor até a base da axila denomina-se *aponeurose pecto-axilar* ou *ligamento suspensor da axila* (Fig. 22).

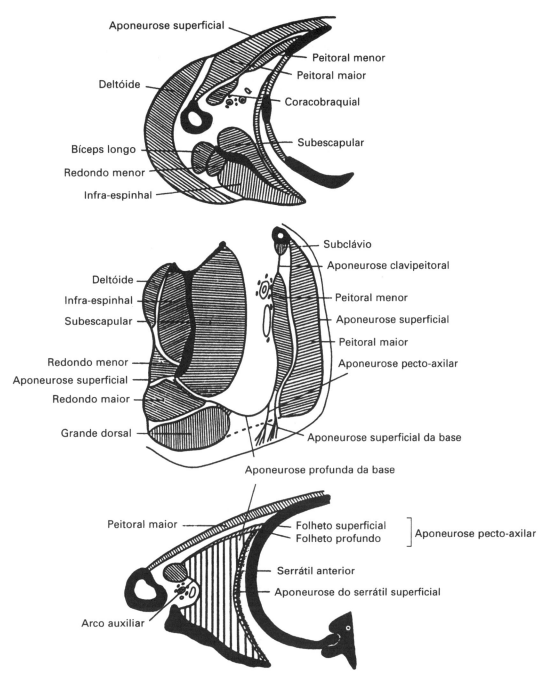

*FIGURA 22*
Baseado em Rouvière

### Aponeuroses da região axilar

A cavidade axilar tem a forma de uma pirâmide quadrangular troncada. A parede anterior é formada pelos músculos peitorais, subclávio e suas aponeuroses, que acabamos de ver, a parede posterior é formada pelos músculos subescapular, redondo maior, grande dorsal; a parede interna, pelo serrátil anterior, a parede externa, pela porção superior dos músculos bíceps longo, coracobraquial e por um prolongamento da aponeurose superficial braquial (Fig. 22). A base da pirâmide é constituída por duas lâminas aponeuróticas: superficial e profunda.

- A aponeurose superficial constitui a junção inferior entre o peitoral maior e o grande dorsal. É fina e descontínua.
- Trata-se da aponeurose profunda que forma realmente o cavo da axila. Ela é a continuação posterior do ligamento suspensor da axila. Fecha a base e passa para trás e acima dos redondo maior e

45

grande dorsal, para fixar-se sobre toda a extensão do bordo axilar da escápula e da face anterior do tendão longo do tríceps. A porção posterior é, às vezes, denominada *ligamento suspensor posterior da axila*. Na região externa, essa aponeurose profunda reúne-se à porção anterior da aponeurose do bíceps e do coracobraquial, mas atrás permanece livre. Forma assim um arco fibroso entre a aponeurose do córaco-braquial e a porção superior do bordo axilar da escápula, arco que contorna o pacote vasculonervoso. Trata-se do *arco axilar*.

Aqui vemos ainda quanto esse sistema aponeurótico importante une o conjunto do ombro e do membro superior à clavícula e à escápula e por isso mesmo à região cervical. Entendemos por que o menor deslocamento desses dois ossos ou dessa região pode transmitir-se a distância.

### Aponeuroses do braço

A aponeurose superficial do braço envolve-o como uma manga. Ela é mais fina em cima do que embaixo, mais fina na frente do que atrás. Na região superior ela é continuação da aponeurose do ombro e da base da axila. Embaixo, ela se prolonga pela aponeurose do antebraço.

Dois septos intermusculares partem da face profunda:

- O septo externo vai ligar-se ao longo do bordo externo do úmero, depois ao ramo anterior do V do deltóide até a extremidade inferior deste bordo externo. Embaixo da goteira radial, forma um arco fibroso para a passagem do nervo radial e da artéria umeral profunda (Fig. 23).
- O septo interno é mais largo, mais espesso e mais resistente. Fixa-se no bordo externo do úmero desde a extremidade súpero-interna da goteira radial até o epicôndilo medial. Entre os tendões do grande dorsal, do redondo maior e do coracobraquial, um feixe fibroso vai da região superior desse tabique até o túberculo menor. Trata-se do *ligamento braquial externo,* vestígio do músculo coracobraquial longo desaparecido.

Os septos dividem o braço em duas regiões: anterior e posterior (Fig. 23).

A aponeurose braquial emite ainda expansões que forram a face profunda dos musculos bíceps, coracobraquial e braquial anterior.

Essas expansões concorrem para a formação do *canal braquial* que, prismático, é constituído, na frente, pelo folheto profundo que recobre o coracobraquial e o bíceps; atrás, pelo folheto profundo do braquial anterior e septo intermuscular interno, na região interna, pela aponeurose braquial (Fig. 23).

### Aponeuroses do antebraço

A aponeurose do antebraço é continuação da aponeurose braquial superior e, inferiormente, confunde-se com o ligamento anular do carpo. Na região do cotovelo, permite a inserção dos feixes dos músculos que partem do tubérculo medial umeral e do tubérculo umeral lateral; nessa região torna-se mais espessa. É reforçada na região súpero-interna pela aponeurose do bíceps. Na região do bordo posterior da ulna confunde-se com o periósteo (Fig. 24).

Os dois terços superiores do folheto profundo da aponeurose do ulnar anterior e o folheto profundo da aponeurose do flexor superficial dos dedos, que são muito espessos na metade inferior, constituem *a aponeurose profunda*. Muito densa no bordo inferior, ela se prolonga internamente até o bordo anterior da ulna e, externamente, até o bordo superior do rádio.

Distinguimos ainda dois septos intermusculares, um interno, outro externo, que separam o antebraço em regiões anterior e posterior. Fixam-se, respectivamente, nos bordos posteriores da ulna e do rádio (Fig. 24).

### Aponeuroses da mão

Como no pé, separam-se em aponeuroses palmares e aponeuroses dorsais.

### Aponeuroses palmares

Distinguimos duas: uma superficial e uma profunda.

*a)* Como a aponeurose plantar, a *aponeurose palmar superficial* divide-se em três porções: média, interna e externa.

- A *aponeurose palmar média* é uma lâmina fibrosa resistente. Triangular, seu ápice é a continuação do tendão do músculo palmar longo, que se abre em leque. Sua base encontra-se na região da raiz dos dedos de cada lado, continua com as aponeuroses das eminências tenar e hipotenar. Situa-se sobre a pele e recobre: o ligamento anular anterior, os tendões dos flexores e os vasos e nervos da palma. É formada pr fibras longitudinais e fibras transversais (Fig. 25).

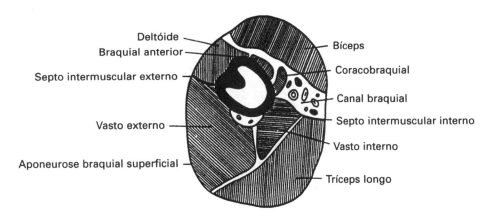

CORTE 1/3 SUPERIOR – 1/3 MÉDIO

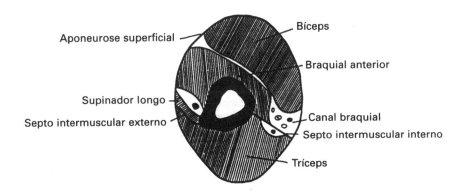

CORTE 1/3 SUPERIOR – 1/3 INFERIOR

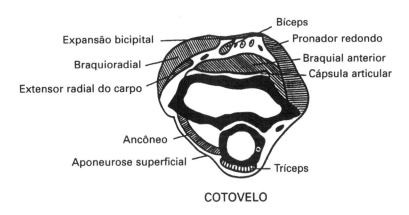

COTOVELO

*FIGURA 23*
Baseado em Rouvière

As fibras longitudinais originam-se do tendão do palmar longo ou do ligamento anular anterior. Abrem-se em leque acima dos quatro últimos dedos. Antes de cada tendão flexor, tornam-se espessas formando os *feixes pré-tendíneos (aponeurose palmar)*. As porções mais finas entre esses feixes denominam-se lâminas intertendíneas. Alguns feixes pré-tendíneos terminam na face profunda da pele, outros unem-se à aponeurose profunda e constituem os septos sagitais. Juntamente com a aponeurose superficial e a aponeurose profunda, formam "túneis" aponeuróticos, dentro dos quais caminham os tendões flexores, os lumbricais, os vasos e os nervos digitais. Uma terceira categoria de fibra é perfurante. Atravessam os ligamentos transversos nas regiões metacarpofalangianas, contornam a articulação e unem-se às do lado oposto atrás do tendão extensor (Fig. 25).

Temos aqui o exemplo de um músculo: o palmar longo suspensor da mão, totalmente ligado à aponeurose superficial. Quatro quintos de sua inserção superior voltada para o túberculo umeral medial

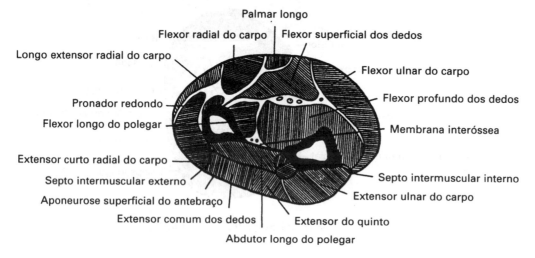

CORTE 1/3 SUPERIOR – 1/3 MÉDIO

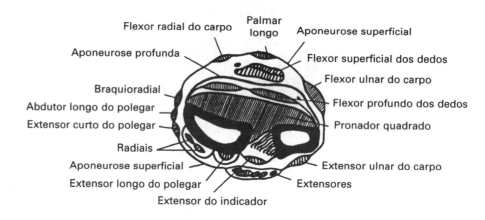

CORTE 1/3 SUPERIOR – 1/3 INFERIOR

*FIGURA 24*
Baseado em Rouvière

ocorrem sobre a face profunda da aponeurose e sobre o septo aponeurótico. Acabamos de ver que sua inserção inferior é na aponeurose palmar.

As fibras transversais são em um plano mais profundo longitudinais, com exceção da região da cabeça dos metacarpianos onde formam, o ligamento transverso superficial, e da região da base das primeiras falanges, *o ligamento palmar interdigital* (Fig. 25).

*As aponeuroses superficiais laterais* são finas. Recobrem internamente os músculos da eminência hipotenar e, externamente, o da eminência tenar. A interna vai do bordo interno ao bordo anterior do quinto metacarpiano, a externa vai do bordo externo do primeiro metacarpiano ao bordo anterior do terceiro (Fig. 25).

b) *A aponeurose palmar profunda* situa-se sob os tendões flexores. Recobre os interósseos. Fina em cima, torna-se mais espessa embaixo. Antes da cabeça dos metacarpianos, forma o *ligamento tranverso profundo*. Tensionado entre o segundo e o quinto metacarpianos, ele adere intimamente a cada articulação metacarpofalangiana (Fig. 25).

*Aponeuroses dorsais*

Distinguimos também uma aponeurose superficial e uma aponeurose profunda na face dorsal. A superficial recobre os tendões extensores. Vai do bordo externo do primeiro metacarpiano ao bordo interno do quinto. Superiormente vem do ligamento dorsal anular e embaixo se confunde com os tendões extensores. A aponeurose profunda, muito fina, recobre a face dorsal dos interósseos (Fig. 25).

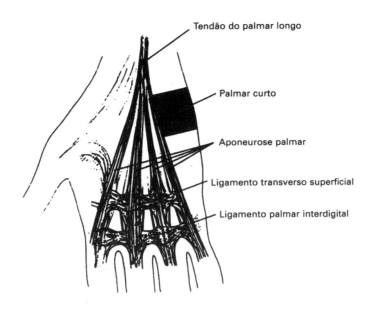
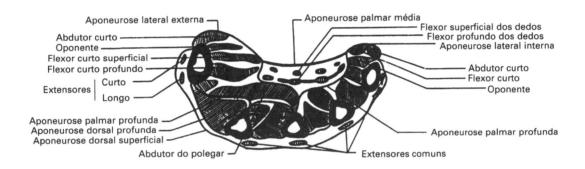
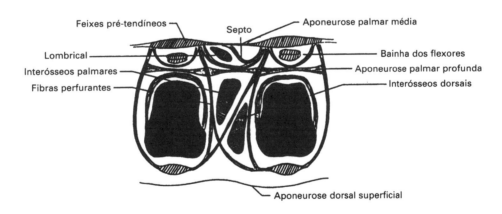

*FIGURA 25*
Baseado em Rouvière

# FÁSCIAS DO SISTEMA NERVOSO CENTRAL

Todo o sistema nervoso central é protegido por três membranas conjuntivas: as *meninges*.

I – A *dura-máter* é um envelope fibroso de proteção que envolve inteiramente todo o eixo cérebro-espinhal. Anatomicamente, os livros dividem-na em dura-máter craniana e dura-máter espinhal, mas essa divisão arbitrária é falsa. Trata-se de uma mesma membrana, de um saco fibroso. No crânio, recobre a face interna, à qual adere. A diferença entre as duas porções aparece apenas a partir do forame magno, quando a dura-máter separa-se do periósteo no seu trajeto espinhal.

A – Na região da abóboda craniana, a dura-máter não se encontra fortemente aderida ao osso, a não ser da região das suturas. Distinguem-se mesmo zonas descoladas. Por outro lado, na região da base ela adere fortemente à face interna dos ossos. Isso é explicado pelo fato de os ossos da abóboda terem origem membranosa, isto é, neles não existe periósteo, enquanto os ossos da base são de origem óssea.

*As membranas recíprocas* são duplicações de dura-máter em sua face mais profunda que encerram todo o conjunto cerebral. Essa membrana meníngea é, na realidade, constituída por dois folhetos: um superficial, colado à face interna do osso do crânio e o profundo, que se desdobra para o interior (Fig. 26).

• O primeiro desdobramento sagital: *a foice do cérebro* separa os hemisférios cerebrais. Na frente insere-se na crista Galli do etimóide saliente na fenda etimoidal do frontal. Seu bordo superior, formado pelos dois folhetos da dura-máter, encontra-se fixado ao frontal ao longo da sutura metópi-

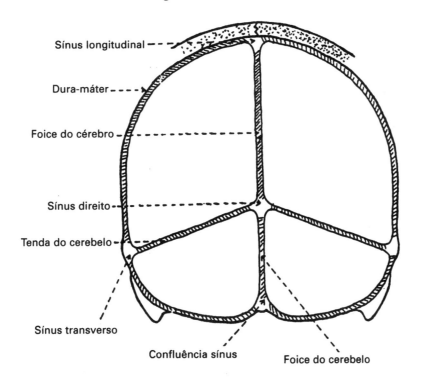

*FIGURA 26*

ca e de ambos os lados da sutura sagital dos parietais. Atrás prolonga-se até a protuberância occipital interna na porção posterior do sínus direito. Os dois folhetos formam, ao longo desse bordo superior, o sínus venoso longitudinal superior. O bordo inferior é livre e em sua espessura aloja-se o sínus longitudinal inferior. Ele termina na porção anterior do sínus direito. O bordo póstero-inferior forma a porção superior do sínus direito (Fig. 27).

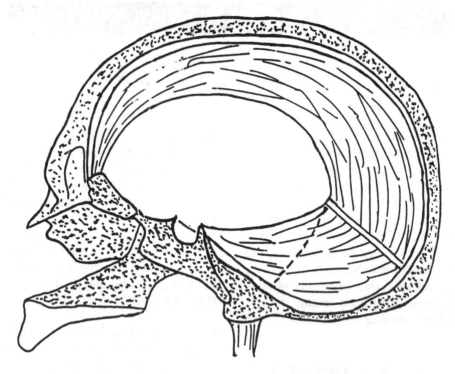

FIGURA 27

- O segundo desdobramento sagital: *a foice do cerebelo* separa os dois hemisférios cerebelares. Em cima origina-se da protuberância occipital interna e do sínus direito do qual constitui a porção inferior. Seu bordo posterior segue a crista occipital interna, depois prolonga-se a partir do *forame magno* pela dura-máter espinhal (Fig. 27).
- De cada lado do sínus direito, do qual formam as porções laterais, dois desdobramentos horizontais simétricos, a *tenda do cerebelo*, separam os hemisférios cerebrais dos hemisférios cerebelares (Fig. 27).
   – Seus bordos laterais externos (grande circunferência) circunscrevem os sínus laterais fixando-se sobre os lábios da goteira correspondente do occipital.
   Após se fixarem nos bordos superiores da parte petrosa do temporal, terminam na frente sobre as apófises clinóides posteriores (rebordo posterior da sela túrcica do esfenóide).
   – Os dois bordos laterais internos são livres (pequena circunferência). Cruzam os bordos laterais externos na região das pontas da parte petrosa e vão unir-se às apófises clinóides anteriores (porção interna do bordo posterior das asas menores do esfenóide). Nos dois triângulos assim formados alojam-se os corpos cavernosos.

Todas essas membranas participam da formação do sínus direito. Dessa forma, por meio desse sínus central, encontram-se todas em relação entre si. Isso justifica seu nome *membranas recíprocas*. Essa junção central faz com que a tensão de uma única acarrete a tensão de todas as outras.

**A reciprocidade dessas membranas é a chave do movimento craniano.**

Podemos ainda citar: a tenda da hipófise colocada horizontalmente e que recobre a fossa pituitária, a tenda do bulbo olfativo, uma dobra acima da porção anterior do bulbo.

B – A dura-máter raquidiana é uma estrutura fibrosa, que envolve a medula e as raízes raquidianas. Em cima, adere ao contorno do forame magno e a parede ântero-interna das duas primeiras vértebras cervicais. Embaixo termina em um fundo cego na região da segunda vértebra sacra, mas prolonga-se por uma pequena bainha que protege o *filum terminal* até a base do cóccix: *o ligamento coccigiano*. Em todas as outras regiões ela é separada do canal raquidiano pelo espaço epidural. Na região de cada raiz raquidiana, emite um prolongamento que envolve a raiz.

II – A *aracnóide* é uma membrana conjuntiva muito fina que forra a dura-máter, da qual é separada por um espaço virtual supra-aracnóideo. É separada da pia-máter, à qual se une por meio de fibras conjuntivas, por um espaço subaracnóideo que contém o líquido cefalorraquidiano. Esse espa-ço apresenta zonas mais importantes, chamadas confluentes.

III – A *pia-máter* é um tecido conjutivo frouxo, que preenche todas as dobras de tecido nervoso dentro das quais penetra. É uma fáscia laboratório que recobre o eixo cérebro-espinhal. Por outro lado, é denominada membrana nutridora por muitos autores. É ligada à dura-máter por prolongamentos conjuntivos que atravessam a aracnóide. São finas na frente e atrás, mas, lateralmente, formam o ligamento denteado situado entre as raízes anteriores e as raízes posteriores, desde a face interna da massa lateral do ocipital até a região compreendida entre a décima segunda raiz dorsal e a primeira raiz lombar.

# A FUNÇÃO FASCIAL

Em geral, entendemos por "cadeias de fáscias" uma sucessão de tecidos conjuntivos que se supõe terem uma mesma função. Essa denominação não nos satisfaz, pessoalmente, por completo.

Todo o tecido conjuntivo é uma imensa corrente. Cada tecido conjuntivo é, mais ou menos, um laboratório que participa ativamente da nutrição. É o agente da eliminação, o ponto de partida da formação da linfa de todos os capilares linfáticos. Essa é uma imensa função, que se acomoda mal com a idéia de cadeias separadas.

No plano mecânico, uma mesma aponeurose pode, por camadas sobrepostas, participar de várias formas de tensão. A mobilidade dessas aponeuroses é, para nós, o agente mecânico da circulação de retorno. Aí, mais uma vez, a idéia de cadeias isoladas é muito pouco satisfatória.

Como conciliar as coisas?

É simples. As cadeias de fáscias são virtuais, existem apenas na teoria fisiológica. Dizem respeito apenas à função mecânica. Uma função utiliza diversos órgãos. Esses órgãos encontram-se ligados entre si pelo tecido conjuntivo, das fáscias, das aponeuroses etc.

As solicitações mecânicas vão, dessa forma, seguir certas vias particulares, de acordo com a função e os órgãos em questão. Um mesmo órgão pode ser utilizado para várias funções; **uma mesma fáscia pode ser usada por várias cadeias.** O termo cadeia fascial só tem valor para a função mecânica; é, sobretudo, esse aspecto que vamos considerar.

Na introdução desse trabalho citamos cinco grandes cadeias fasciais. Vamos retomá-las aqui.

Há pouco a dizer a respeito da *fascia superficialis*. Trata-se de um tecido conjuntivo frouxo. Já vimos sua anatomia. É uma fáscia laboratório sobre a qual tudo falamos. Não pensamos ser útil voltar ao assunto mais longamente.

O mesmo podemos dizer do peritônio; nós o negligenciamos nesse trabalho. É suficiente entender que tudo se encontra ligado. Certas vísceras são ligadas à parede pelos mesos ou ligamentos mais ou menos longos, mais ou menos livres, como o estômago, o iliojejuno, os colos etc.

Outras são fixadas na parede pelas fáscias de junção como o corpo do pâncreas, o baço etc. Todos são interdependentes uns dos outros, todos solidários ao peritônio. O deslocamento de um acarreta o deslocamento do outro.

## APONEUROSE SUPERFICIAL

A aponeurose superficial é para nós um "órgão" considerável, que a fisiologia ignora. *Temos certeza de que ela é o órgão* **mecânico** *principal da coordenação motora.*

Durante nossos estudos em fisioterapia e educação física, ficamos surpresos com a aparente inutilidade prática de muitas noções de anatomia e fisiologia que aprendíamos. Infelizmente, isso ainda é verdade em abordagens de ensino moderna. O valor de certos dados teóricos só aparece tardiamente na prática, com freqüência tarde demais, porque então já foram esquecidos. Sabemos agora que aprendemos mal – ou melhor, nos fizeram aprender mal. A anatomia e a fisiologia podem ser valorizadas e aprendidas de acordo com seu papel na patologia e sua utilidade na terapia. Quando tivermos entendido que estas quatro coisas – anatomia, fisiologia, patologia e terapia – são indissociáveis e devem ser ensinadas cada uma em função da outra, os estudos se tornarão muito fáceis e, sobretudo, úteis.

Não vamos nos dispersar, digamos que as respostas a todas as questões, a todas as lesões, encontram-se na anatomia e na fisiologia. Este trabalho sobre a fáscia foi para nós uma revelação. Permitiunos coordenar noções com freqüência um pouco confusas, mas, sobretudo, que não podíamos sempre situar em seu verdadeiro lugar dentro da fisiologia funcional. Foi o caso, por exemplo, dos reflexos miotáticos e da fusimotricidade gama. Assim, adquirimos a certeza de que a fáscia é o agente mecânico da coordenação motora. Nessa coordenação motora, são as aponeuroses e suas expansões que constituem os comandos a distância, a transmissão geral dos impulsos motores.

A visão das cadeias fasciais explica com perfeição que as aponeuroses sejam constituídas por camadas de fibras sobrepostas não anastomosadas entre si. É simplesmente porque uma mesma aponeurose, particularmente as grandes aponeuroses, fazem parte de várias cadeias igualmente sobrepostas. Em cada nível as fibras são orientadas no sentido das solicitações próprias da cadeia a qual pertencem. Dessa forma entendemos que uma aponeurose, por seus desdobramentos sucessivos, possa envolver toda uma série de músculos de funções diferentes. Devemos considerar as aponeuroses como camadas de fáscias sobrepostas. Vista desse ângulo, a aponeurose superficial assume uma outra dimensão. Transforma-se numa aponeurose principal, que comanda todas as outras.

Antes de rever em detalhes a aponeurose superficial, devemos abrir um parêntese e colocar as coisas às claras. A moda atual é citar as "cadeias musculares" e lhes atribuir a responsabilidade por desequilíbrios e deformidades. Várias técnicas baseiam sua eficiência terapêutica nessa noção de cadeias musculares. Pensamos que aí se encontra uma visão livresca. É entender mal a fisiologia, confundir cadeia de tensão e coordenação motora, continuidade da fáscia e sinergia muscular, cadeias fasciais e cadeias musculares.

É evidente que a fisiologia locomotora tem como base a globalidade. Examinamos isso no começo desse trabalho. Todos os encadeamentos musculares encontram-se sob a direção e controle do sistema nervoso central; não são mecanicamente independentes. Um músculo e, sobretudo, o seu nome anatômico não representam uma entidade funcional. Trata-se de um conjunto de unidades motoras com freqüência de funções e orientações diferentes, cada uma podendo pertencer a uma coordenação motora diversa. Não devemos confundir ligação aponeurótica e tensão muscular permanente. Há cadeias de fáscias passivas, não há cadeias de tensões musculares permanentes.

A função muscular dinâmica, que é episódica (fásica), conserva sempre, afora causas patológicas especiais, uma elasticidade importante (30% do comprimento do músculo). As leis dessa função foram enunciadas por Winslow em... 1732. Elas foram demonstradas em 1973, por Burke, por ocasião da descoberta do tônus direcional. Elas não dão, de forma alguma, a idéia de "cadeias".

• Os músculos motores destinam-se diretamente ao objetivo a ser atingido. São em geral flexores e extensores dos membros.
• Os músculos orientadores orientam os segmentos, particularmente os segmentos distais. São os rotadores, os pronadores-supinadores, os abdutores-adutores.
• Os músculos moderadores controlam as sinergias. A sinergia antagonista controla a força, a velocidade, a amplitude de movimentos segmentares. A sinergia agonista permite a precisão e a harmonia dos gestos.
• Os músculos diretores, músculos da cintura, dirigem os membros de acordo com o objetivo a ser atingido. Aqui se encontra a aliança entre tônus direcional e função fásica. Trata-se da função dos dois sistemas cruzados que examinamos.

É evidente que toda essa fisiologia da coordenação motora está longe da noção simplista das cadeias musculares.

A musculatura tônica sujeita a retrações, já vimos, desempenha uma função global apenas em condições de equilíbrio estático, isto é, durante a "adaptação estática descendente". "O equilíbrio segmentar ascendente" é segmentar. As retrações da musculatura estática acarretam apenas desequilíbrios locais. Há conjuntos de deformação-compensações decorrentes das leis de gravidade; eles nada têm a ver com uma cadeia muscular qualquer.

Recapitulemos o que vimos no capítulo precedente, sobre a aponeurose superficial.

I – A aponeurose superficial origina-se em cima, na periferia do crânio, onde não há dúvida de que ela prolonga os ossos do crânio e da face que são membranas densificadas e calcificadas. Achamos que ela parte também da coluna onde se insere, até o cóccix, sobre as espinhosas. Lembramos que forma em cima o ligamento cervical posterior. Essa inserção ao longo de toda a coluna nos dá a imagem não de uma, mas de duas aponeuroses superficiais gêmeas.

Essa imagem é reforçada pela junção anterior. Em cima, ela se fixa solidamente, não apenas sobre uma porção fixa, a face anterior da fúrcula do esterno e manúbrio, mas também sobre toda a face anterior do corpo esternal, onde se confunde com o periósteo. Embaixo, une-se solidamente à massa fibrosa pubiana. Entre as duas, ela constitui uma estrutura sólida mais deformável: a linha alba. Há aí uma separação nítida, mas delimitada, limitação concretizada, aliás, por fibras cruzadas necessárias à coordenação dos sistemas cruzados. Essas fibras cruzadas espalham-se ao longo da linha alba até os pilares do oblíquo externo.

Os sistemas cruzados que acabamos de citar são típicos do papel da fáscia na coordenação motora. Tornam inseparáveis os deslocamentos do membro inferior, particularmente os movimentos da bacia, os do tronco, os da cintura escapular e membro superior opostos.

Tendo em vista a extensão dessa aponeurose superficial, as outras inserções ósseas na região do tronco são relativamente raras. Na frente, ela se fixa no bordo anterior da face superior da clavícula e, sobretudo, o que é de grande importância nos movimentos da cabeça, sobre o osso hióide (o movimento de enrolamento do tronco para a frente co-meça pelos músculos supra-hióideos). Atrás, ela se fixa sobre a espinha da escápula. Embaixo, sobre a crista ilíaca, por sua face profunda, na frente sobre a massa fibrosa pubiana e ligamento femoral de cuja formação faz parte pelas suas fibras profundas.

- No tronco, a aponeurose superficial envolve direta ou indiretamente um número considerável de músculos.
- No pescoço (Fig. 6), envolve diretamente os esterno-clido-occipito-mastóideos na frente, os trapezios atrás. Pela aponeurose média, que é uma de suas expansões, controla os supra e sub-hióideos, por meio da aponeurose profunda, os músculos pré-vertebrais e escalenos.
- No tórax, envolve os peitorais maiores na frente, os infra-espinhais, os redondos maiores, os grandes dorsais e trapézios atrás.
- No abdome, envolve lateralmente os oblíquos externos, na frente os retos anteriores, atrás os grandes dorsais e forma a aponeurose lombar que envolve os espinhais (Fig. 10).
- No períneo envolve diretamente os músculos isquiocavernosos e bulbocavernosos e, pela aponeurose média, os músculos transversos profundos e esfíncter da uretra.

II – Nos membros, as inserções ósseas da aponeurose superficial são bem especiais e, sobretudo, típicas de seu papel na coordenação motora. Na realidade, insere-se sobre todos os ossos de uma forma frouxa, mais exatamente a distância, por meio dos septos intermusculares e de expansões que envia para sua face profunda. Esse sistema de "rédeas", de comandos a distância, permite uma grande flexibilidade, uma grande harmonia nas ações de tração. Apenas as extremidades dos membros apresentam inserções que permitem uma ação global do conjunto.

a) No membro superior, após ter-se fixado aos dois ossos diretores dos movimentos dos braços, cla-

vícula e escápula, ela não apresenta mais nenhuma inserção direta a não ser sobre o bordo posterior da ulna e no contorno dos ligamentos anulares do punho. O membro é muito móvel no espaço. A ação a distância se faz, sobretudo, pelas expansões que envolvem praticamente toda a musculatura.

- Peitoral maior, deltóide, supra-espinhal, redondo menor, grande dorsal no ombro (Fig. 22).
- Bíceps braquial, coracobraquial, braquial anterior, vasto interno, vasto externo, tríceps braquial (Fig. 23).
- Na região do antebraço, especialmente rico em rotadores, ela controla toda a musculatura, seja direta ou indiretamente, por suas expansões (Fig. 24). Todos os músculos dessa região inserem-se diretamente sobre a face profunda das aponeuroses, as quais recebem largas expansões do bíceps, do braquial anterior e do tríceps.

A inserção da aponeurose superficial sobre o bordo posterior da ulna, o osso central, o menos móvel do antebraço, é apenas um ponto de apoio para a ação das tensões aponeuróticas.

b) No membro inferior, tudo ocorre de forma contrária. A rotação global do membro é antes de mais nada originada no quadril. A aponeurose deve tomar inserções mais importantes na região da perna que, ela própria, não tem rotação ativa independente. Elas ocorrem sobre os dois ossos. Sobre a tíbia, confunde-se com o periósteo e face ântero-interna. Sobre a fíbula, ocorrem por meio dos dois septos intermusculares e dão grande flexibilidade às trações. Ao mesmo tempo as inserções sobre as porções laterais da rótula, sistema tendíneo e tuberosidades laterais da tíbia controlam o sistema reto de flexão-extensão.

Como no membro superior, praticamente toda a musculatura do membro inferior encontra-se sob influência da aponeurose superficial.

- No quadril, ela envolve todos os glúteos e, pelas expansões profundas, o piriforme, os gêmeos e o quadrado crural.
- Na coxa, direta ou indiretamente, por seus septos intermusculares, controla também a musculatura, sobretudo o equilíbrio lateral do corpo por meio da *fascia lata* e do trato iliotibial.
- No joelho, recebe as expansões dos isquiotibiais.

- Na perna controla os músculos diretamente ou pelos septos. A maioria desses músculos insere-se diretamente sobre as aponeuroses. Mesmo o plano profundo permanece sob a sua influência porque ela envolve completamente o tendão de Aquiles (Fig. 20).

Quando olhamos bem as coisas, podemos dizer que a aponeurose superficial está colocada sobre o esqueleto ósseo como uma lona de circo sobre seus mastros. Algumas de suas inserções são fixas: coluna, esterno, púbis, por exemplo. Outras são móveis e diretoras do movimento como clavícula, tíbia, fíbula. Outras ocorrem sobre ossos sesamóides, sobre esses ossos "fluidos" para utilizarmos o termo osteopático que designa a escápula, a rótula, o sacro. Visto sob esse aspecto, é bem fácil admitir que, nesse sistema tudo é interligado, que o menor movimento, o menor deslocamento de uma peça repercurte sobre o conjunto, que a aponeurose superficial é um agente mecânico da globalidade.

Não podemos desenvolver aqui todas as cadeias de coordenação motora possíveis. São múltiplas; cada gesto é uma. Já vimos a principal, a dos sistemas cruzados anterior e posterior que são, acreditamos, a base automática de todos os nossos gestos. Vamos simplesmente citar, como exemplo, os dois movimentos sagitais do tronco: ante e póstero-flexão.

I – A anteflexão, o enrolamento de Piret e Béziers, é constituída por uma extensão cervical, uma flexão dorsal, uma extensão lombar e uma flexão sacra. Em posição em pé, a anteflexão deve tudo à gravidade, a ação muscular de freios situa-se na região dos pósteros-flexores. Para entender sua fisiologia, devemos examinar esse movimento a partir de uma posição de decúbito.

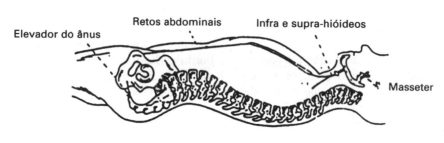

FIGURA 28

A anteflexão fisiológica parte da região superior e enrola sucessivamente todos os segmentos raquidianos. O elemento "starter" é a sinergia dos músculos supra e infra-hióideos. Para se convencer disso é suficiente que, partindo de uma posição de decúbito, endireitemos a cabeça. É difícil fazê-lo sem deglutir. A anteflexão cervical começa o movimento. Os supra-hióideos apóiam-se sobre a mandíbula fixada pelos masseteres. O osso hióide faz papel de sesamóide e os infra-hióideos, que se fixam sobre a fúrcula do esterno, completam a sinergia cervical anterior. Pelo esterno, a tensão desses dois grupos transmite-se aos retos anteriores. A contração destes últimos provoca uma anteflexão do tórax e uma retroversão da bacia, acarretando a contração dos músculos dinâmicos do períneo (Fig. 28).

II – A póstero-flexão, o desenrolamento, encadeia-se de forma inversa. Ela é realizada por uma extensão sacra, uma flexão lombar, uma extensão dorsal e uma flexão cervical. Trata-se de um movimento que começa embaixo, o desenrolamento dos segmentos se sucede de forma ascendente.

1) O elemento desencadeador é, acreditamos, os músculos ilíacos, que flexionam a bacia em anteversão. Essa contração leva à contração dos psoas, que colocam a coluna lombar em lordose. O sacro vai para uma extensão ou, mais exatamente, horizontaliza-se (Fig. 29).

2) A lordose lombar é dessa forma instalada e dá um ponto de apoio sólido aos músculos da goteira. Devemos conhecer bem a anatomia da massa comum dessa região. Ela é constituída por duas porções bem distintas: uma massa muscular constituída pelos transversos espinhais lombares, uma lâmina tendinosa sólida formando a face profunda da aponeurose lombar e constituída pelos tendões inferiores dos músculos sacrolombares e dorsais longos. Esses dois músculos começam o desenrolamento dorsal e tensionam a lâmina tendinosa, o que acentua a lordose.

É nesse mecanismo fisiológico, descrito nos dois parágrafos precedentes que devemos procurar as razões dos chamados lumbagos de esforço. O indivíduo inclinado para a frente para levantar o seu peso utiliza apenas os músculos das goteiras vertebrais, apoiando-se sobre uma coluna lombar hiperlordosada.

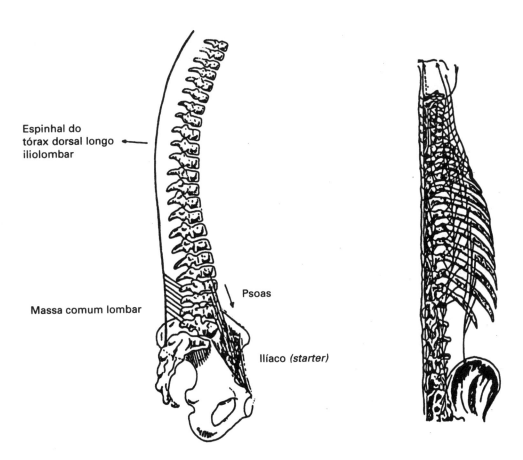

*FIGURA 29*

3) A coluna dorsal é endireitada pelos músculos dinâmicos das goteiras vertebrais: os espinhais do tórax, os iliocostais, os dorsais longos. *O conjunto dos músculos iliocostais é o elemento póstero-flexor por excelência.* Ele serve a todos os níveis.

## CADEIA PROFUNDA CÉRVICO-TÓRACO-ABDÔMINO-PÉLVICA

Podemos também chamar essa cadeia fascial de cadeia dos três diafragmas. Com ela abordamos toda a fisiologia dos novos métodos de terapia manual. Ela é bastante particular e parece ter escapado aos fisiologistas clássicos. Esclarece com uma nova luz muitos pontos da biomecânica, da ventilação torácica e da patologia da evolução das deformações vertebrais.

Ao longo de nosso capítulo topográfico, seguimos uma cadeia de aponeuroses e fáscias profundas. Façamos uma rápida recapitulação.

- No pescoço começa pela aponeurose profunda ou pré-vertebral, aponeuroses intra e perifaringianas, que se transformam em bainhas viscerais e vasculares, aponeurose média (Figs. 6 e 7).

- Na caixa torácica, a aponeurose pré-vertebral prossegue pelo reforço posterior da fáscia endocárdica. A bainha visceral transforma-se em fáscia periesofagiana, que se prolonga até o diafragma, recolhendo os ligamentos do pulmão. As bainhas vasculares se reforçam pelas expansões ascendentes do pericárdio que contornam os grandes vasos. O folheto profundo da aponeurose média e uma expansão da bainha visceral transformam-se em ligamento cervicopericárdico. O folheto superficial continua pelo ligamento esternopericárdico superior.

- O saco fibroso pericárdico sucede-se à maioria das fáscias (Fig. 9). Vimos todos os ligamentos pericárdicos: os vertebropericárdicos, que se unem à lâmina fibrosa posterior da face endocárdica, o esternopericárdico superior, originado da aponeurose cervical média, o esternopericárdico inferior, os ligamentos frenopericárdicos, que fazem a junção com o centro fibroso diafragmático.

- Embaixo do diafragma e unido a ele, a cadeia fibrosa vai continuar. Os pilares do diafragma têm uma porção fibrosa volumosa que se fixa à coluna lombar. Suas inserções sobre as vértebras lombares, aquelas dos músculos psoas, da aponeurose posterior do transverso, da *fascia transversalis* e de seus reforços posteriores, dão uma sólida implantação às *fáscias ilíacas,* que descem até os membros inferiores. Nessa região, não mais encontramos uma cadeia fascial anterior, como acima do diafragma, mas duas laterais, direita e esquerda. Elas descem de cada lado até a bacia e até os membros inferiores, onde podemos considerar que continua através dos canais crural e femoral (Fig. 30).

Muitos autores comparam, como já dissemos, o corpo humano a uma marionete cujos fios que a movimentam seriam as fáscias. Nada representa melhor essa imagem do que a cadeia cérvico-tóraco-abdômino-pélvica. Ela é o pilar central de suspensão, ao qual se unem os quatro membros. É a mais sólida e mais volumosa da anatomia. A porção superior suspende o diafragma na base do crânio e na coluna cervicodorsal alta que comanda os membros superiores; a porção inferior suspende os membros inferiores ao diafragma e à coluna lombar. O diafragma é, dessa forma, a ligação entre os dois níveis. Entendemos que os movimentos respiratórios repercutem sobre o conjunto, ainda mais se levarmos em conta que a elevação e a descida do gradeado costal repercutem sobre a aponeurose superficial.

Esse conjunto conjuntivo fibroso nos dá uma visão particular de duas fisiologias. Nele vemos duas porções relativamente distintas: a cadeia anterior intra-cérvico-tóraco-abdômino-pélvica e a lâmina fibrosa pré-vertebral.

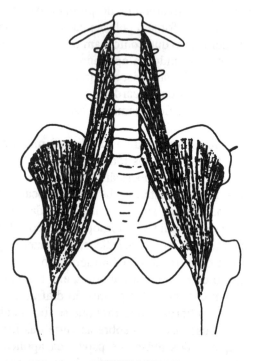

*FIGURA 30*

I. Classicamente, considera-se que os músculos inspiratórios são reservados para as inspirações forçadas, o papel principal do mecanismo respiratório é atribuído ao diafragma. Ao se contrair ele abaixa seu centro tendíneo apoiando-se sobre o contorno inferior da caixa torácica e, depois, invertendo seus apoios, esse centro repousa sobre a massa visceral abdominal e eleva as últimas costelas. Trata-se da respiração abdominal desenvolvida por toda uma escola de ginástica médica.

Essa descrição da fisiologia clássica nunca nos satisfez. As inserções do diafragma correspondem a tal mecanismo. Só pode haver uma inserção fixa; ela se situa na porção central do tronco e não atrás, como muitos livros consideram. Relembremos que o corpo de L3 encontra-se no centro do tronco. Como, em tais condições, o centro pode abaixar-se? No contorno torácico, as inserções ocorrem sobre ossos móveis: as costelas inferiores. É difícil imaginá-la como ponto fixo. Enfim, não conseguimos aceitar pressões mecânicas do centro tendíneo sobre vísceras frágeis; não entendemos como elas poderiam adaptar-se às pressões repetidas. A mecânica humana é perfeita demais para que uma função tão importante como a respiração dependa de um sistema tão discutível.

Por outro lado, o diafragma também é acusado, por alguns autores, de ser o responsável por deformidades torácicas e até mesmo por deformidades vertebrais. Isso não é possível e demonstra um desconhecimento da fisiologia e da patologia associado a uma falta de bom senso em mecânica. *Se o diafragma é um conjunto membranoso, provavelmente é porque ele deve adaptar-se aos movimentos do tronco e às deformidades torácicas que esses movimentos acarretam.* É o diafragma que se adapta ao tórax e não o tórax que se adapta ao diafragma.

*O diafragma não é um músculo. É um conjunto tendinomuscular constituído por oito músculos digástricos.*

A fisiologia do diafragma é extremamente simples. Encontra-se intimamente ligada ao movimento das costelas: anterior para as seis primeiras, lateral para as seis últimas. Esses músculos diafragmáticos são automáticos. Para serem eficazes, devem contar com um ponto fixo de apoio e um ponto móvel de movimento. A função do diafragma é a mobilidade costal; é evidente que o ponto móvel desses músculos se situa nas costelas, ao longo do contorno torácico. Esse ponto móvel circular impõe, naturalmente, a necessidade de um ponto fixo central. *Essas duas necessidades mecânicas são a razão de ser dos músculos digástricos.*

Como acabamos de relembrar, o diafragma deve adaptar-se aos movimentos torácicos. Um ponto fixo central rígido não permitiria essa adaptação. Ela requer um ponto fixo, que se preste a todos os movimentos do tronco. Essa é a função do centro tendíneo: *ser um ponto fixo para os músculos digás-tricos e ao mesmo tempo adaptar-se aos movimentos do tórax*. É constituído pelos tendões centrais dos músculos digástricos entrecruzados. Deve ser fixado para cima e para baixo por meio de dois sistemas fibrosos elásticos.

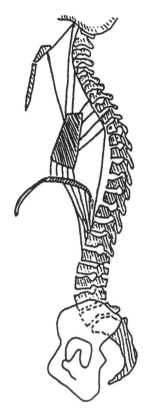

FIGURA 31

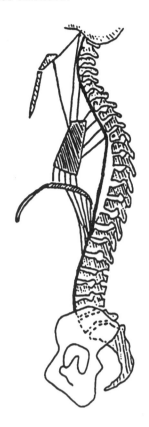

FIGURA 32

Com a cadeia cérvico-tóraco-abdômino-pélvica, acabamos de ver que o centro tendíneo era suspenso na base do crânio e as colunas cervical e dorsal superior por meio do "*ligamento mediastinal anterior*", que era tracionado para baixo pelos pilares do diafragma. Tensionado entre essas duas estruturas, ele não pode subir nem descer (Fig. 31). Deve-se abandonar a velha noção clássica do centro tendíneo comprimindo as vísceras. Por outro lado, os dois folíolos laterais são fixados para baixo: sobre o fígado pelo ligamento falciforme hepático à direita, sobre o estômago pelo ligamento desse órgão à esquerda. Essas duas fixações permitem a reflexão lateral do diafragma para elevar as costelas inferiores.

II. A **lâmina fibrosa pré-vertebral** ocupa um lugar muito importante na evolução escoliótica e na moléstia de Scheuermann. Como acabamos de ver, ela se origina no occipital pela aponeurose cervical profunda. Na região do mediastino, é constituída pelo espessamento posterior da fáscia endocárdica. Até D4 ela se encontra colada na região anterior da coluna, em seguida, separa-se dela para com ela manter contato apenas por meio de pequenos tratos fibrosos ricos em receptores sensitivos. Na região abdominal e pélvica, ela se prolonga até o sacro pelo espessamento da *fascia parietalis*. Ao longo desse trajeto, ela volta a se colar à coluna lombar e sacra a partir de L1.

Essa lâmina fibrosa (Fig. 32) pode ser considerada como a "**coluna fibrosa**", o pilar central da fáscia. Em cima, ela se liga ao membro superior até D4 pela aponeurose dos trapézios, embaixo ao membro inferior a partir de L1 pela aponeurose do psoas e a *fáscia ilíaca*. Ela se separa da coluna vertebral entre D4 e L1, zona de rotação do tronco, para permitir a rotação do sistema cruzado. Assim ela forra a coluna óssea em todo o seu comprimento, *mas tensiona a zona entre D4 e L1 como a corda de um arco*. Relembrando que essa mesma região foi, com muita razão, denominada zona ingrata da escoliose, entendemos a importância que tem essa lâmina pré-vertebral na formação e evolução dessa deformidade estática.

# PATOLOGIA DA FÁSCIA

Não podemos, logicamente, considerar toda a patologia do conjuntivo, a da propagação dos vírus, a das afecções de nutrição e eliminação etc. Um trabalho de tal envergadura não pode ter lugar em um tratado tão pequeno. Podemos apenas considerar de forma genérica as patologias mecânicas que nos dizem respeito diretamente, que podemos combater por meio de nossos tratamentos fisioterápicos. É na fisiologia mecânica desse tecido conjutivo fibroso que vamos encontrá-las.

*A* –Vimos o lugar considerável que assume o conjuntivo na circulação dos fluidos. É por meio de seu líquido lacunar que as trocas osmóticas são realizadas; é pela circulação "da água livre" em seus feixes conjuntivos que ocorrem as mudanças de densidades do meio interno e as possibilidades de osmose. É em seu líquido lacunar que se inicia a função de eliminação linfática. Vimos também que o motor dessa circulação lacunar era, antes de mais nada, a mobilidade da fáscia, seus "deslizamentos" contínuos sobre os tecidos vizinhos. Em tais condições, é fácil entender que toda imobilidade da fáscia, todo bloqueio de sua mobilidade acarreta uma estase líquida.

Conhecemos perfeitamente os edemas decorrentes da imobilização. São freqüentemente tratados por nós em fisioterapia. Ao lado de tais manifestações importantes e evidentes, numerosas pequenas estases locais são freqüentes e não são tão facilmente percebidas e, portanto, não são adequadamente valorizadas. Manifestam-se com freqüência por pequenos acidentes da pele: espinha, vermelhidão, furúnculos, manchas etc., e são decorrentes da falta de eliminação. São assim fontes de tensões anormais que se manifestam com freqüência por dores ou mesmo em impossibilidades articulares de mi-

cromovimento. Manifestam-se, enfim, muitas vezes, pela célebre celulite.

*B* – Muitos problemas dolorosos são decorrentes de tensões anormais que a fáscia suporta. Todo o sistema *músculo-aponeurótico*, todo o sistema cápsulo-ligamentar são um imenso receptor sensitivo, o da propriocepção. Como todos os receptores sensitivos, esses milhões de mecanorreceptores tornam-se dolorosos se sua ativação prolonga-se normalmente; trata-se aqui de uma tensão normal e persistente. São raramente dores intensas; em geral são perfeitamente suportáveis. No entanto, sua duração, sua persistência, suas recidivas freqüentes tornam-se rapidamente intoleráveis. São essas dores de tensão que fazem o sucesso da terapia manual e da osteopatia; o médico em geral não tem armas contra elas.

Duas regiões são com freqüência atingidas por esse problema e, em geral, apresentam episódios agudos: a coluna dorsal inferior e a coluna cervical.

Acabamos de ver que a lâmina fibrosa pré-vertebral destaca-se da coluna entre D4 e L1, mas permanece ligada a ela por pequenos tratos fibrosos ricos em receptores sensitivos. Essa mesma anatomia ocorre na região do ligamento cervical posterior, que se destaca da coluna cervical. A menor tensão permanente dessas regiões – é o caso de um desequilíbrio estático ou de uma pequena lesão osteopática – pode ser fonte de dores agudas sem gravidade, mas que amedrontam o paciente e... o terapeuta.

*C* – A patologia mecânica mais importante do tecido conjutivo fibroso é a artrose. Pode assumir duas formas: a densificação-calcificação e a degeneração da cartilagem. As duas formas encontram-se com freqüência associadas.

Com a fisiologia do tecido conjuntivo, vimos que seu sistema colaginoso pode modificar-se ao longo de toda a vida, pelas solicitações de tensão que deve suportar. Sob o efeito de tensões repetidas, a secreção das moléculas de colágeno pelos fibroblastos acarreta a produção de novas fibras conjuntivas. Essa "densificação do tecido" é acompanhada por uma perda de elasticidade que, ela mesma, provoca as tensões, portanto, uma nova densificação etc. Aqui se instala um círculo vicioso. O envelhecimento do homem é em grande parte a densificação do seu conjuntivo. Para essa defesa do tecido, a mucina de ligação entre seus feixes conjuntivos fixa sais minerais e pode ir até a calcificação. Na região das inserções musculares, esse fenômeno de densificação-calcificação é quase fisiológico. Todas as saliências ósseas, espinhas, apófises, tuberosidades etc., são calcificações de inserções tendinosas. Pouco evidentes na criança elas se tornam cada vez mais importantes com a idade. É a função que faz a anatomia. Esse fenômeno é com freqüência patológico. Todos conhecemos a artrose articular, os osteófitos, os bicos de papagaio etc.

A cartilagem articular é um conjuntivo especial visto que não tem circulação sanguínea. Apenas a circulação lacunar que a ela chega dos tecidos vizinhos pode assegurar a sua vitalidade. Nesse sentido, as articulações agem como verdadeiras bombas aspirantes e ejetoras. A frouxidão fisiológica permite uma sucessão de descompressões articulares, isto é, descompressões e compressões. Durante a descompressão, o líquido lacunar dos tecidos vizinhos é "aspirado", depois é expulso durante as compressões. Infelizmente, esse sistema capsuloligamentar perde sua elasticidade com a idade, e a falta de exercícios do homem moderno faz com que as compressões predominem cada vez mais. A cartilagem encontra-se assim mal nutrida, desidratada e degenera mais rapidamente. É o que constatam as radiografias nos pinçamentos articulares.

*D* – Citamos em último lugar duas patologias que o fisioterapeuta encontra em reeducação estática. O problema é importante porque se ele pode fazer muito por uma delas, não pode fazer nada pela outra.

A compreensão dos encurtamentos e das retrações é fundamental em nossa especialidade. Ambos são responsáveis pela maioria dos desequilíbrios estáticos, sobretudo pela evolução e fixação desse. São responsáveis pelos desequilíbrios e lesões osteopáticas articulares. São responsáveis por praticamente todas as estases tissulares, impedindo a mobilidade da fáscia. São responsáveis por 70% dos fenômenos de artrose; a densificação do tecido conjuntivo pode facilmente chegar até a calcificação.

Entre as duas afecções a diferença é muito grande, tanto no plano da fisiologia como nas possibilidades de correção.

- Os encurtamentos são uma falta de crescimento do conjunto musculoaponeurótico. São decorrentes de uma insuficiência de tensão dos tecidos durante o crescimento, quando o alongamento ósseo é insuficiente para vencer a resistência fibrosa. Devemos estar conscientes de que eles rapidamente se tornam irreversíveis. Quanto mais a deformação evolui, mais a falta de tensão torna-se grave. Por outro lado, uma tensão passiva em um tratamento nunca pode ser suficientemente prolongada para inverter o processo fisiológico. Uma vez instalado, mesmo muito leve, o encurtamento não pode ser vencido pela fisioterapia. Esse é o caso das concavidades escolióticas.
- A retração é sempre muscular e, praticamente, sempre ocorre nas unidades motoras tônicas. É resultado de uma interpenetração muito importante dos miofilamentos de actina. Ao contrário do encurtamento, esta é facilmente reversível. Tratada a tempo, antes que a densificação conjuntiva apareça, o terapeuta manual tudo pode fazer para que ela desapareça.

# LIVRO II

## TRATAMENTO DA FÁSCIA

"AS POMPAGES"

# FISIOLOGIA DAS "POMPAGES"

## AÇÃO SOBRE A CIRCULAÇÃO

Em nosso tratado de fisiologia, lembramos da grande "circulação dos fluidos". Dissemos que a "circulação canalizada", aquela do sangue arterial, do sangue venoso, da linfa, eram apenas a linha de penetração e retorno dos tecidos. A circulação vital, aquela que preside a nutrição dos tecidos e a função de eliminação, é a grande "circulação lacunar". Ela não tem sistema motor, não tem bomba cardíaca, nem sistemas de válvulas. Não é canalizada nem dirigida, **trata-se de um embebimento do tecido.** Ele se desloca e se propaga por meio de movimentos, os deslizamentos dos tecidos uns em relação aos outros. Uma falta de movimento cria uma estase líquida: conhecemos todos os edemas de imobilização.

O tecido mais importante da circulação lacunar é o conjuntivo. Ele representa mais ou menos 70% do conjunto dos nossos tecidos. Seu líquido lacunar preside praticamente todas as trocas osmóticas. Sua linfa intersticial está na origem de todos os capilares linfáticos. Enfim, é em seus feixes conjuntivos colagenosos que circula a "água livre" que permite as trocas de densidade do líquido lacunar, troca de densidades indispensáveis da osmose celular.

Grande parte do tecido conjuntivo fibroso, a fáscia, é periférica. São duas grandes "combinações" conjuntivas que envolvem todo o nosso corpo: a *fascia superficialis,* que forra a pele, a *aponeurose superficial,* que recobre e divide a nossa musculatura e dá ao nosso corpo sua morfologia. É acima de tudo sobre esse conjunto de tecidos que as "pompages" circulatórias agem, sobre seus movimentos de deslizamentos que aceleram a circulação lacunar.

## AÇÃO SOBRE A MUSCULATURA

A noção de que temos duas musculaturas diversas, fásica e tônica, destinada a duas funções diferentes dinâmica e estática, tem muita dificuldade em fazer escola em nossa profissão. No entanto, essas duas musculaturas têm patologias muito diferentes e que antes de mais nada, nos dizem respeito profissionalmente. Com exceção das contraturas, que são estados passageiros que desaparecem com suas causas, a patologia da musculatura fásica é a fraqueza, que se denomina fadiga, atrofia, paresia ou paralisia. É essa fraqueza que tratamos quando fazemos a recuperação funcional. A patologia da musculatura tônica é a retração e o encurtamento.

A musculatura tônica é, antes de mais nada, uma musculatura reflexa. Dessa forma, encontra-se em atividade 24 horas por dia. Quer dizer que devemos considerar que a unidade motora tônica traciona sem cessar suas inserções. É fácil entender que se, passivamente, essas duas inserções aproximam-se, o músculo se encurta imediatamente. É o que denominamos *retração muscular.* Ela se associa, em geral, a uma retração fibrosa (densificação do tecido conjuntivo).

Na região dos sarcômeros da fibra muscular a contração ocorre, sabemos, pela penetração em direção ao centro dos miofilamentos de *actina* entre os miofilamentos de *miosina.* Essa tendência é permanente na região da fibra tônica, a retração ocorre por uma penetração permanente dos miofilamentos de actina em direção ao centro. O melhor exemplo disso temos com a retração muscular das concavidades escolióticas.

Esse fenômeno é relativamente reversível. Um tensionamento passivo do músculo provoca o deslizamento dos miofilamentos de actina para fora. Trata-se da visco-elasticidade do músculo. Nos casos de retração leve, esse alongamento por tensionamento pode tornar-se definitivo, se a *causa da retração desapareceu.* É essa fisiologia que vai explicar a "pompage" muscular.

O *encurtamento muscular* é de outra ordem. Não é decorrente da penetração dos miofilamentos de actina na região dos sarcômeros, mas a um número insuficiente de sarcômeros em série. A função de uma fibra muscular é encurtar-se. A importância desse encurtamento, isto é, a possibilidade de cobrir uma maior ou menor amplitude de movimento depende do número de sarcômeros instalados em série, cada um deles tem uma pequena possibilidade invariável de encurtamento. O crescimento em comprimento da fibra muscular ocorre pelo aumento do número desses sarcômeros. Desde o trabalho dos irmãos Tardieu, nos EUA, sabemos que:

– o músculo que trabalha após um tensionamento inicial desenvolve seus sarcômeros em série e alonga-se – é o caso dos extensores;
– o músculo que trabalha após uma situação de relaxamento desenvolve seus sarcômeros em paralelo e torna-se espesso, é o caso dos flexores. Durante o crescimento é a tensão de alongamento ósseo que provoca o alongamento muscular, assim como o alongamento conjuntivo. Durante o crescimento de um portador de escoliose, por exemplo, o conjunto musculoaponeurótico alonga-se mais nas convexidades do que nas concavidades.

O tratamento desses encurtamentos só é possível nas crianças em crescimento. É o objetivo dos aparelhos ortopédicos: colete de endireitamento e outros que, nas posições de correção, colocam a musculatura e o conjuntivo encurtados sob tensão. Os esforços da vida do dia-a-dia serão realizados com essa tensão mantida.

Para a técnica de "pompage" algumas pessoas já propuseram contrações estáticas durante a fase de tensão. Se, teoricamente, isso parece lógico, no plano prático é irrealizável: uma contração estática quebra a tensão ou a tensão torna impossível a contração estática. Infelizmente, as "pompages" não têm nenhum efeito sobre os encurtamentos.

## AÇÃO ARTICULAR

No plano articular, o trabalho do fisioterapeuta será, antes de mais nada, a luta contra a limitação e a rigidez. Nessa luta, a técnica das "pompages" será de grande ajuda. Permite intervir nos processos de artroses e, sobretudo, na evolução delas.

As "pompages" facilitam de forma considerável as mobilizações articulares na recuperação funcional. A rigidez tem causas multiplas, que não vamos estudar aqui, mas todas comprometem mais ou menos a frouxidão indispensável aos micromovimentos. As "pompages" articulares no sentido da descompressão têm como objetivo principal a recuperação dessa frouxidão fisiológica, permitindo a

fisiologia ligamentar (ver *Fisiologia da terapia manual e da osteopatia*). Além disso, a mobilização em descompressão traz resultados rápidos na recuperação das amplitudes prejudicadas: temos nisso uma grande experiência. Por outro lado, com o mesmo objetivo, as "pompages" em descompressão podem ser realizadas em todos os planos de movimento: flexão, extensão, abdução, adução, rotação, de acordo com a rigidez a ser combatida.

O problema das artroses é diferente. Na realidade, sob esse vocábulo "artrose" agrupam-se duas patologias totalmente diferentes: a densificação do tecido conjuntivo e o desgaste da cartilagem.

*A –* **A densificação do tecido conjuntivo** é um fenômeno permanente; o envelhecimento do homem é, antes de tudo, a densificação progressiva de seu tecido conjuntivo.

A solidez do tecido conjuntivo é resultado de seus feixes conjuntivos formado por fibras colagenosas. Essa proteína é secretada pelas células conjuntivas: os blastos, cujo fator de excitação para essa secreção é a tensão mecânica. Essa tensão pode ser exercida de duas formas sobre o tecido, duas formas que levam duas formações diferentes do colágeno para o interior do tecido. Uma tensão regular e prolongada provoca uma secreção das moléculas de colágeno em série. As fibras alongam-se. É o fenômeno de crescimento em comprimento do conjuntivo. O crescimento ósseo coloca sob tensão os tecidos periféricos que se alongam, assim, de forma paralela. Tensões repetidas de duração relativamente curta levam a uma secreção em paralelo de defesa. Novas fibras colagenosas se formam, o que reforça o tecido, mas faz com que perca proporcionalmente sua elasticidade (ver *Fisiologia da terapia manual e da osteopatia*). Trata-se da "densificação do tecido conjuntivo". Ela ocorre às custas da elasticidade e do líquido lacunar. Essa densificação, essa defesa do tecido contra as tensões pode ir até uma fixação de sais minerais pela mucina de ligação dos feixes conjuntivos. A calcificação ocorrerá em seguida e se somará à densificação, o que ocorre fisiologicamente na região do sistema ósseo. As inserções tendinosas ligamentares ósseas suportam tensões repetidas, o que leva à densificação desses tecidos conjuntivos fibrosos e a seguir à sua calcificação.

Assim formam-se as espinhas, as apófises, as tuberosidades etc. É o que ocorre patologicamente na região das artroses, quando esse fenômeno se prolonga até a idade adulta. A calcificação é tanto mais precoce e importante quanto em pior condição mecânica estiver a articulação por causa de uma deformidade ou desequilíbrio estático.

O que podem fazer as "pompages" contra a densificação e a artrose? Pensamos que pode fazer muito para a prevenção desses fenômenos. De início, os fenômenos de densificação não são irreversíveis. Como todas as proteínas, o colágeno tem sua enzima de destruição: a colagenase. Essa é liberada em grande parte pelos fenômenos de fagocitose, ou células macrófagas em grande número na linfa intersticial e têm uma importante atividade no líquido lacunar do conjuntivo: a linfa intersticial. Infelizmente, a densificação reduz progressivamente os espaços lacunares e, assim, a ação da colagenase. As "pompages" circulatórias que, já vimos, aceleram a circulação lacunar, se constituem em um meio de combater e sobretudo de retardar os fenômenos de densificação e calcificação artrósicos, com a condição de que eles não sejam muito graves. Vimos numerosos exemplos de desaparecimento de calcificações capsulares em periartrites do ombro tratadas por meio de "pompages".

*B* – **O desgaste da cartilagem articular** é mais simples de ser entendido. Esse tecido conjuntivo especial não é irrigado pela circulação sanguínea. Toda a sua atividade metabólica depende apenas do líquido lacunar que recebe dos tecidos vizinhos. Sua circulação lacunar é assim regulada por modificações de pressão da cavidade intra-articular. Quando ocorre descompressão, a pressão intra-articular diminui e o líquido lacunar dos tecidos vizinhos é "aspirado", o fenômeno inverso ocorre quando há apoio, quando a pressão intra-articular aumenta.

Quando os períodos de apoio predominam – é o caso, por exemplo, da articulação coxofemoral, em que os pelvitrocanterianos enrolados em torno do colo femoral pela verticalização pélvica do homem ereto comprimem fortemente a cabeça dentro do acetábulo, a cartilagem mal nutrida desidrata e perde sua elasticidade. Mal lubrificada, torna-se menos lisa diante dos atritos articulares. A patologia diz

que ela se desidrata. É evidente que nessas condições seu desgaste é rápido.

Nem é necessário insistir sobre o interesse das "pompages" para a hidratação ou a reidratação da cartilagem articular. A descompressão, que é o tempo principal, cria uma descompressão intra-articular que traz o líquido lacunar dos tecidos vizinhos para o interior da cavidade.

## AÇÃO CALMANTE

A ação antálgica das "pompages" é também muito fácil de ser entendida. Não são utilizadas em dores muito intensas que têm uma origem precisa, decorrentes, por exemplo, de uma perturbação orgânica.

Ela é importante, essencialmente, para as dores de tensão que nos assaltam constantemente na vida de todo dia que, se raramente são agudas, rapidamente tornam-se lancinantes e mesmo insuportáveis.

O conjunto do tecido conjuntivo fibroso – aponeuroses, septos intermusculares, tendões, cápsulas articulares, ligamentos, tratos fibrosos etc., independentemente de sua função mecânica – é também um imenso receptor dessa grande função sensitiva que é a propriocepção. Ele encerra milhões e milhões de receptores: orgãos de Golgi, de Vater-Paccini, de Ruffini que, destinados a serem ativados ocasionalmente para transmitir informação sensitiva e de curta duração, se tornam rapidamente sensíveis e mesmo dolorosos se essas ativações se prolongam. Essas tensões permanentes que suportamos por toda a vida – as tensões das lesões osteopáticas, das retrações musculares, dos bloqueios do movimento fascial e de estases lacunares, dos desequilíbrios estáticos e suas compensações, do estresse da vida etc. – resultam em fenômenos dolorosos, aos quais já nos referimos. Também já insistimos bastante sobre a ação das "pompages" nas tensões fasciais e musculares e não voltaremos a abordá-la.

# TÉCNICAS DAS "POMPAGES"

## OBJETIVOS

De acordo com as circunstâncias de sua utilização, as "pompages" podem ter diferentes objetivos. Acabamos de examinar sua fisiologia no capítulo precedente.

• Podem ser realizadas com objetivo circulatório. Vimos o lugar importante que assume a fáscia e, sobretudo, o movimento fascial na circulação dos fluidos. Também vimos que um bloqueio fascial ou uma ausência de movimento fascial levavam a uma estase líquida. As "pompages" procuram, nesse caso, liberar os bloqueios e as estases. Serão exercidas sobre todo o segmento, mobilizando a fáscia o mais amplamente possível. Nesse caso podem complementar de forma muito eficiente as manobras de massagem.

• Podem procurar obter um relaxamento muscular. Nesse caso são realizadas seguindo o sentido das fibras musculares. Trata-se de uma técnica muito eficiente no tratamento das contraturas, dos encurtamentos, das retrações que enfrentamos diariamente. Veremos mais à frente que essas "pompages" musculares encontram-se na base dos tratamentos de harmonização estática. Nós as realizamos então no interior da postura, aliadas a expirações relaxantes. Concretizam uma lei de luta contra as retrações: um relaxamento durante um tensionamento.

• Podem ser utilizadas na região das articulações para combater a degeneração cartilaginosa. Nas afecções iniciais, as "pompages" restabelecem o equilíbrio hídrico da cartilagem, ou, ao menos, limitam o ressecamento. São então realizadas no sentido da descompressão articular. Essas "pompages" são a base de nosso tratamento nas artroses, em especial as degenerativas. Mas não são milagrosas, não têm nenhum efeito sobre as artroses graves. Mesmo sobre artroses iniciais, não permitem uma volta. Mas, nesses casos, permitem com freqüência, quando praticadas regularmente várias vezes ao longo do ano, retardar ou mesmo cessar a evolução. Conhecemos vários casos de coxartroses, cuja intervenção cirúrgica é adiada a cada ano, estáveis há dez anos graças a uma série semestral de "pompages".

## TÉCNICA

A técnica da "pompage" é relativamente simples. É realizada em três tempos:

1) O primeiro tempo é um "*tensionamento*" do segmento. É muito importante entender que a palavra tensão não quer dizer tração. O terapeuta alonga lenta, regular e progressivamente, toma aquilo que vem, aquilo que a fáscia cede. Vai apenas até o limite da elasticidade fisiológica. Isso é dosado pela sensibilidade. Desde que a tensão ultrapasse a elasticidade do tecido, ela apenas provoca reações de defesa.

Isso deve ser evitado. O primeiro tensionamento parece não ter obtido nada. É sempre uma falsa impressão. Pouco a pouco, à medida que a fáscia se solta e o paciente fica mais confiante, o alongamento se amplifica.

Pensamos que esse "tensionamento", que *a priori* parece simples, requer grande sensibilidade, que só pode ser adquirida mediante um bom treino do terapeuta. É uma reação natural pensar que, quanto mais forte a ação mais ela é eficiente. Com freqüência leva o cliente a aumentar as doses de medicamentos prescritas pelo médico. Aqui a reação é semelhante. Com freqüência o cliente diz que não está sentindo nada, que o terapeuta não está puxando suficientemente forte. É uma tentação à qual nunca devemos ceder.

2) O segundo tempo é o tempo de "manutenção da tensão". Assumirá formas diferentes, de acordo com o objetivo procurado.

71

*a*) Com um objetivo circulatório, isto é, para uma "pompage" fascial, o terapeuta retém a fáscia durante alguns segundos, o tempo de sentir sua mão sendo tracionada para o ponto inicial pela elasticidade. Deverá conservar essa sensação durante toda a terceira parte de retorno e controlar assim o trabalho da fáscia. É a coisa mais difícil, e este será o tempo mais importante.

*b*) O tempo principal da "pompage" é este, de manutenção da tensão. Em fisiologia, vimos que o alongamento conjuntivo resultava de um tensionamento do tecido. Também dissemos que o alongamento dos sarcômeros era possível por um tensionamento (visco-elasticidade do músculo). Esses são fenômenos lentos, os miofilamentos de actina só podem deslizar lentamente entre os miofilamentos de miosina. É importante que durante essa fase o paciente encontre-se perfeitamente relaxado, que inconscientemente não se oponha à tensão. Já dissemos que em harmonização estática empregamos essa fase associada a expirações relaxantes.

*c*) Esse segundo tempo é também o tempo mais importante para as "pompages" articulares. A compressão obtida será mantida de 15 a 20 segundos, necessários para que a cartilagem se impregne com seu líquido nutridor.

3) O terceiro tempo é o "*tempo de retorno*".

*a*) Nas "pompages" circulatórias, este é o tempo principal. Deve ser o mais lento possível. A fáscia puxa a mão do terapeuta, mas este controla essa tração para obrigá-la a trabalhar, a utilizar todas as suas possibilidades, todo o seu comprimento. É durante esse período que se rompem as barreiras, os bloqueios de movimento, as estases. Ele requer muita concentração por parte do terapeuta. A tensão da fáscia deve ser controlada, mas não interrompida ao longo de todo o movimento de retorno. É a sensibilidade do operador que deve guiá-lo até os últimos momentos. E é com certeza o capítulo mais importante da técnica.

*b*) No trabalho muscular, esse retorno será bastante lento, para não provocar o reflexo contrátil do músculo.

*c*) Nas "pompages" articulares, o terceiro tempo é acessório.

# PRÁTICA DAS "POMPAGES"

Pessoalmente, começamos nossos tratamentos por duas manobras. Pensamos que são indispensáveis para o preparo do cliente. É o que em educação física se denomina "aquecimento". Permite um primeiro contato que relaxa o paciente e o faz aceitar mais facilmente o que vem a seguir.

## "Pompage" global

Essa manobra, independentemente de qualquer mobilização global da fáscia, relaxa todas as tensões a distância. Muito agradável, muito relaxante, prepara o paciente tanto física quanto psicologicamente, tranqüilizando-o.

- O paciente encontra-se em decúbito dorsal, os membros inferiores alongados, mas não cruzados. Seus braços ao longo do corpo relaxados, palmas das mãos para cima.
- O terapeuta fica sentado confortavelmente à cabeceira do paciente (Fig. 33), os antebraços apoiados sobre a mesa. Escorrega sua mão sob a cabeça do paciente, o occiptal repousa em suas palmas. Os polegares apóiam-se contra as têmporas, os indicadores, sobre as apófises mastóides, as extremidades dos demais dedos levemente fletidas sobre a linha curva occiptal superior.
- A "pompage" é realizada por um tensionamento suave e simétrico das duas mãos.

## Mobilização global da fáscia

Essa manobra é também uma excelente "pompage" linfática torácica.

- O paciente em decúbito dorsal na posição precedente.
- O terapeuta em pé, à cabeceira, suas duas mãos pousadas uma sobre a outra sobre o esterno do paciente. O punho da mão que fica embaixo se apóia sobre o manúbrio, o médio da mão que fica em cima prende levemente o apêndice xifóide (Fig. 34).

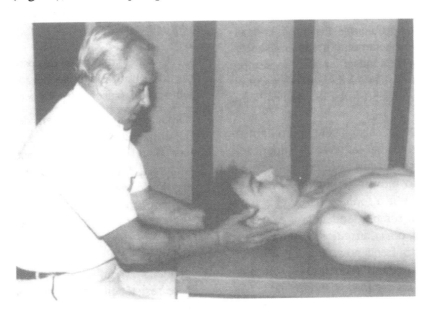

*FIGURA 33*

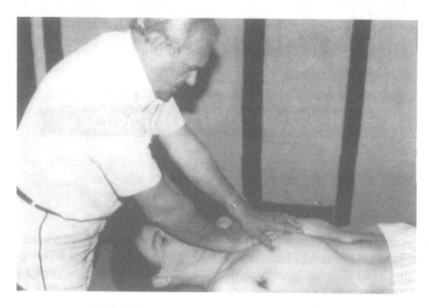

*FIGURA 34*

- No final da expiração do paciente, o terapeuta amplifica a descida do tórax por um leve apoio sobre o manúbrio. No fim da inspiração, ele amplifica a elevação do tórax por uma pequena tração sobre o apêndice xifóide. Essas duas manobras devem ser realizadas sem interromper o ritmo respiratório do paciente.

## AS "POMPAGES" LOMBOPÉLVICAS

Toda a estática pélvica e lombar é regida por três grupos musculares: o psoas, o piriforme, os is-quiotibiais. Já conhecemos as razões fisiológicas. A disfunção desses grupos pode ser a causa de lesões osteopáticas, mas também pode ser conseqüência. Seja como for, muitos problemas dessa região desaparecem por simples relaxamento desses músculos.

Esses três conjuntos musculares estão sempre relacionados com os problemas da região lombopélvica quando não são eles próprios responsáveis por tais problemas.

Os psoas foram tensionados pelo endireitamento do homem e suas inserções, tanto as superiores, sobre a coluna lombar, quanto as inferiores, sobre o trocanter menor, são móveis. Por outro lado, sua função tônica é garantir a lordose fisiológica lombar, lordose que tem sempre tendência a exagerar-se. Isso leva esses dois músculos a retrações e encurtamentos muito freqüentes. Por outro lado, tendo em vista suas grandes aponeuroses, são músculos de drenagem das cavidades abdominal e pélvica. Assim, freqüentemente, encontram-se em um certo estado inflamatório (psoíte).

A luta contra as retrações e encurtamentos do psoas é uma parte importante da reeducação estática. Como para todos os outros músculos, vencer as retrações dos psoas necessita seu tensionamento. Esse tensionamento impõe um problema especial na região do psoas. Bilateralmente, o psoas não pode, praticamente, ser tensionado. *Ele é flexor e, durante a flexão, rotador interno levemente adutor. A extensão-rotação externa-abdução não o tensiona.* Só é funcional a partir de uma flexão de 25°. Não tem nenhuma função motora antes e, por isso, a tensão inversa não tem nenhum efeito sobre ele. Além disso, durante a extensão coxofemoral, ele se dobra para trás sobre o ramo iliopúbico sem ser alongado. *A única possibilidade de tensionar o psoas é agindo sobre a lordose fisiológica e sobre a coluna lombar.*

A – O trabalho do ou dos psoas começa por manobras de Rolfing®. Sua aponeurose é aderente ao ligamento crural, o psoas só pode ser palpado nessa região.

- O paciente encontra-se em decúbito dorsal.
- O terapeuta encontra-se em pé do lado do psoas a ser tratado. Partindo da espinha ilíaca ântero-superior, afunda os dedos de sua mão cefálica sob o reto do abdome em direção ao púbis (Fig. 35). Essa penetração é feita lentamente à medida que o relaxamento do paciente permite. Os dedos do terapeuta chegam, dessa forma, sobre uma superfície lisa e plana da fáscia anterior do psoas. Uma pequena flexão voluntária da coxa contra uma leve resistência da mão caudal do terapeuta permite perceber a tensão do músculo sob os dedos cefálicos.

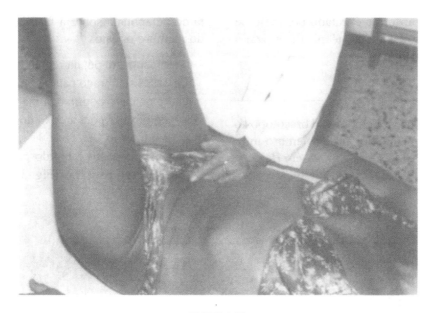

*FIGURA 35*

- Um psoas em retração ou levemente inflamatório é tenso e em geral dolorido. Deve ser tratado por meio de pequenas pressões circulares de sentido anti-horário (Rolfing®). Esse movimento regular é prolongado até que o terapeuta sinta o músculo ceder sob seus dedos.

Os piriformes também foram perturbados pelo endireitamento humano. Fisiologicamente, são destinados a equilibrar as rotações coxofemorais. A verticalidade pélvica fez com que fossem solicitados como estabilizadores da anteversão, insuficientemente controlada pelos músculos glúteos maiores.

Essa hipersolicitação anormal é fonte de retrações e contraturas desses dois músculos solidários nessa nova função.

O piriforme é um músculo profundo. Não pode ser palpado, a não ser na região do seu tendão externo, na face posterior do grande trocanter.

- Paciente em decúbito ventral.
- O terapeuta encontra-se em pé na região da bacia. Com seu polegar explora o contorno do trocanter maior até a sua região póstero-interna. A tensão e a sensibilidade do tendão são facilmente percebidas nessa região.

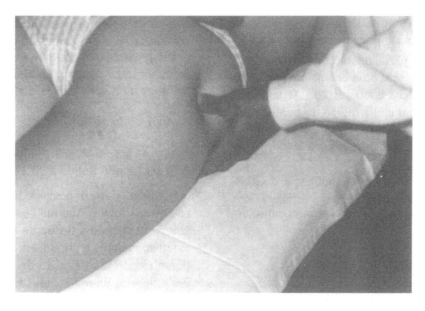

*FIGURA 36*

- Como o psoas, o piriforme é tratado por meio de pressões circulares, e a melhor técnica é utilizar a ponta do cotovelo (Fig. 36).

## "Pompage" do psoas

I – Paciente em decúbito dorsal, o braço oposto elevado no prolongamento do corpo. Membro inferior a ser tratado apoiado sobre a mesa, em flexão e rotação externa do quadril. O joelho fletido, a planta do pé apoiada sobre a face lateral da panturrilha do membro oposto.

- O terapeuta em pé, na região da coxa a ser tratada. Ele passa seu braço caudal embaixo dessa coxa, o punho no cavo poplíteo, a mão sobre a face posterior da coxa. Apóia a coxa do paciente contra seu quadril interno.
- O tensionamento é obtido por uma leve inclinação do corpo para trás (Fig. 37).

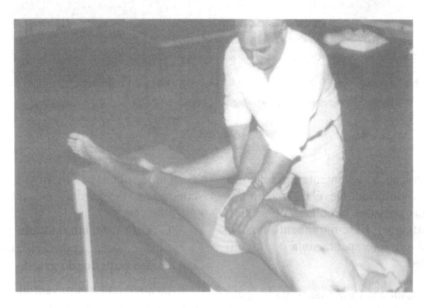

FIGURA 37

## "Pompage" do psoas

II – O paciente em decúbito dorsal, os membros inferiores ultrapassam a ponta da mesa até mais ou menos a região média da panturrilha.

- O terapeuta em pé no final da mesa. Coloca os dois tornozelos do paciente sob suas axilas.
Passa, em seguida, seus dois braços em torno das pernas, os antebraços apoiados sob as panturrilhas, as mãos se juntam na região do punhos. Ele coloca o paciente de tal forma que suas próprias coxas possam vir apoiar-se contra o bordo da mesa (Fig. 38).
- A tensão é obtida por uma leve inclinação do tronco para trás, acompanhada por uma pronação dos antebraços que flexiona levemente os joelhos do paciente.

## "Pompage" do piriforme

I – O paciente em decúbito dorsal. A coxa a ser tratada colocada numa flexão de 45°, o joelho fletido de 90 a 100°, o pé plano apoiado sobre a mesa junto da outra perna.

- O terapeuta encontra-se em pé, do lado oposto, sua mão caudal segura o joelho fletido, sua mão cefálica encontra apoio sobre a espinha ilíaca ântero-superior correspondente, para evitar que o paciente role sobre si mesmo (Fig. 39).
- O tensionamento é obtido por meio de uma tração da mão caudal que, puxando o joelho, leva o quadril para uma adução-rotação interna.

## "Pompage" do piriforme

II – O paciente em decúbito dorsal, coxa do lado a ser tratado fletida a 90°.

- O terapeuta fica em pé desse lado, sua mão cefálica sobre o joelho, sua mão caudal segura o pé na palma, mantendo a flexão do joelho.
- O tensionamento é obtido, em um primeiro tempo, por meio de uma adução da coxa decorrente de um empurrar da mão cefálica. Os movimentos da "pompage" são realizados por uma rotação interna decorrente da tração da mão caudal (Fig. 38).

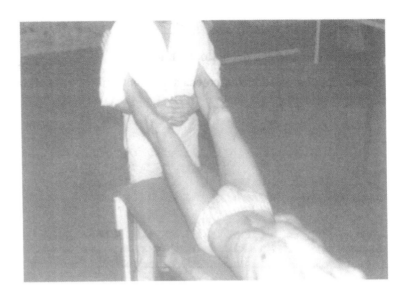

*FIGURA 38*

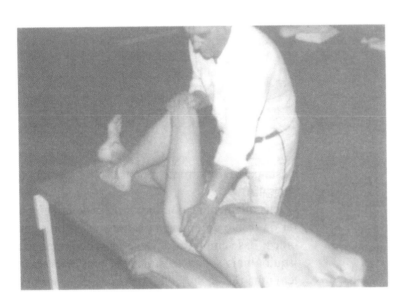

*FIGURA 39*

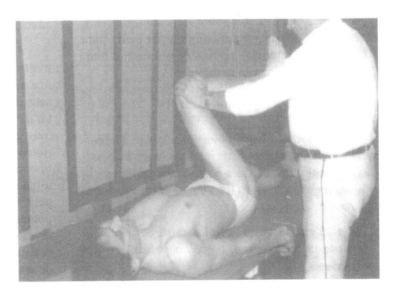

*FIGURA 40*

## "Pompage" do piramidal

III – O paciente em decúbito ventral.

- O terapeuta em pé, ao lado, coloca suas duas eminências tenares sobre as faces posteriores dos grandes trocanteres (Fig. 41).
- A tensão é obtida por meio de um apoio de todo o corpo do terapeuta sobre os grandes trocanteres.

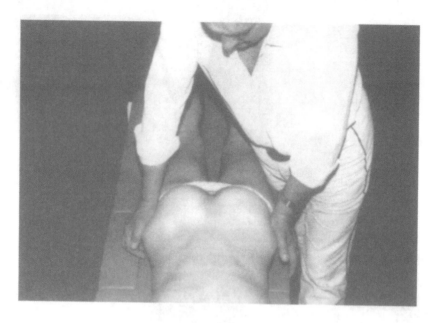

*FIGURA 41*

## "Pompage" do piramidal

IV – O paciente em decúbito ventral, joelho do lado a ser tratado em flexão de 90°.

- O terapeuta em pé do lado oposto. Sua mão caudal segura o pé na região do tornozelo e fixa a flexão do joelho. Sua eminência tenar cefálica apóia-se sobre a face posterior do trocânter maior em questão. Com o corpo, ele bloqueia o paciente para evitar que este role sobre si mesmo (Fig. 42).
- A tensão é obtida por um empurrar da perna para uma rotação interna, empurrando ao mesmo tempo para baixo o trocânter maior.

## "Pompage" dos isquiotibiais

A retração dos isquiotibiais localiza-se, eletivamente, sobre os isquiotibiais internos, que são a porção tônica do grupo. Trata-se do semimembranáceo e do semitendíneo. Cada lado deve ser tratado separadamente.

- Paciente em decúbito dorsal, a coxa a ser tratada flexionada ao máximo, o joelho permanece em extensão.
- O terapeuta em pé do lado a ser tratado. Sua mão externa segura a perna, o antebraço perpendicular a esta perna. Sua fronte repousa sobre o antebraço (Fig. 43).
- O tensionamento é obtido por meio de um empurrar da fronte do terapeuta sobre seu próprio antebraço. Esse empurrar deve ser dosado para que os isquiotibiais sejam tensionados, mas não acarretem uma flexão do joelho (este não deve ser mantido com a mão interna do terapeuta).

## "Pompage" das articulações sacroilíacas

As articulações sacroilíacas têm uma fisiologia muito particular. Embora o mundo médico lhes tenha negado, por muito tempo, qualquer mobilidade, seus micromovimentos permitem a função ligamentar dessa região. A cintura pélvica é um segmento de transição entre os movimentos dos membros inferiores e os do tronco. Assim, ela suporta solicitações opostas constantemente, em especial solicitações de torção. Essas solicitações opostas são "absorvidas" pela elasticidade de um sistema ligamentar muito potente, graças aos micromovimentos sacroilíacos e iliossacros. Essas articulações estão freqüentemente sujeitas à rigidez ou falta de movimento resultante de artroses ou lesões osteopáticas. Assim, "pompages" nessa região são muito úteis. Devem ser realizadas com muita suavidade.

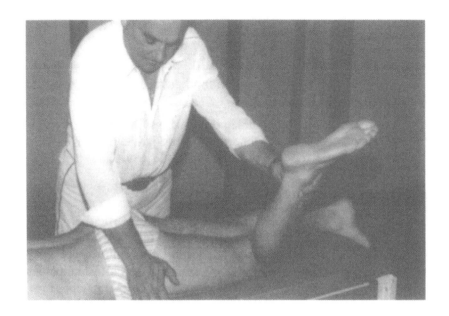

*FIGURA 42*

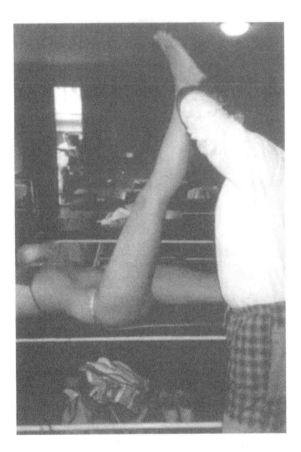

*FIGURA 43*

I – Paciente em decúbito dorsal.

- O terapeuta fica em pé próximo da bacia, coloca suas duas mãos apoiadas de um lado e do outro sobre as faces internas das espinhas ilíacas ânterosuperiores (Fig. 44).

- O tensionamento é obtido por meio de uma pressão das duas mãos.

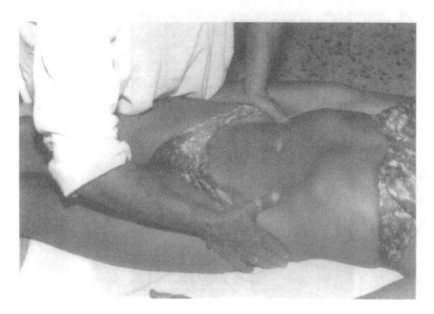

*FIGURA 44*

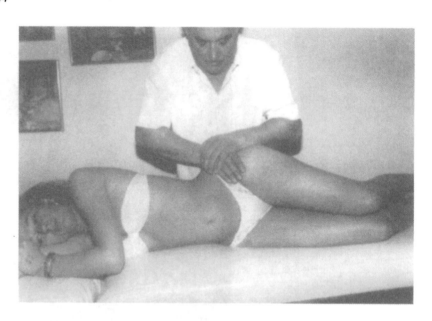

*FIGURA 45*

### "Pompages" das articulações sacroilíacas

II – Paciente em decúbito lateral, deitado sobre o lado oposto à lesão. Seus dois membros inferiores levemente fletidos.

- Terapeuta em pé atrás do paciente. Suas duas mãos apóiam a face externa da espinha ilíaca ântero-superior (Fig. 45).
- A tensão é produzida pelo apoio do peso do terapeuta sobre suas duas mãos.

### "Pompage" lombar

- Paciente em decúbito ventral. Uma almofada é colocada sob seu abdome para limitar a lordose.
- Terapeuta em pé na altura da coluna lombar, coloca sua mão caudal sobre a porção dorsal baixa da coluna, com os dedos em direção cefálica. Sua mão cefálica apóia-se sobre o sacro, os dedos em direção caudal. Os antebraços são cruzados (Fig. 46).
- O tensionamento é obtido por um afastamento das duas mãos.

### "Pompage" lombar

- Paciente em decúbito dorsal, os glúteos na ponta da mesa, os dois membros inferiores dobrados em flexão sobre o abdome, os joelhos levemente separados.

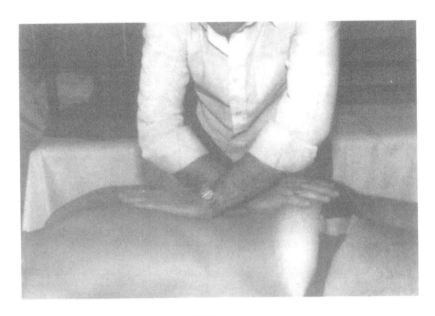

*FIGURA 46*

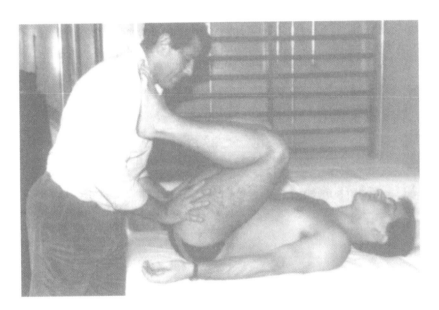

*FIGURA 47*

- Terapeuta em pé no fim da mesa. Coloca os pés do paciente apoiados sobre as faces anteriores de seus ombros. Suas duas mãos apóiam-se sobre a raiz das coxas (Fig. 47).
- A tensão é obtida por um avanço do tronco e dos ombros do terapeuta, que acompanha esse movimento, por um contra-apoio de suas mãos sobre a raiz das coxas.

## AS "POMPAGES" DO TRONCO

As duas manobras que se seguem são centradas na "pompage" raquidiana. Nós a utilizamos preliminarmente no tratamento dessa região.

I – Paciente em decúbito dorsal, os membros superiores ao longo do corpo.

- Terapeuta em pé próximo da bacia; flexiona os dois membros inferiores do paciente de acordo com a altura da coluna que ele quer tratar (Fig. 48), 60° correspondem à zona sacrolombar, 90°, à coluna lombar, 100°, à região lombodorsal e mais de 100°, à coluna dorsal inferior. Coloca sua mão caudal sob o sacro, recebendo a convexidade deste em sua palma. A mão cefálica mantém os joelhos em posição.

- O tensionamento é obtido por uma tração da mão caudal para baixo.

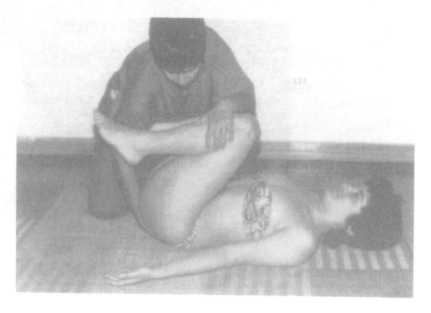

*FIGURA 48*

II – Paciente em decúbito ventral. Uma almofada colocada sob o umbigo corrige a lordose lombar.

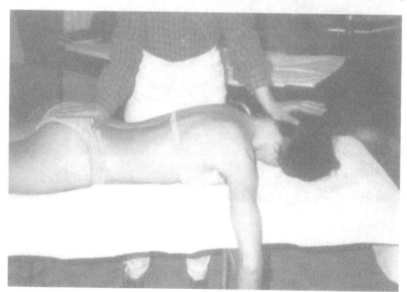

*FIGURA 49*

- O tensionamento é obtido por um afastamento das suas mãos.

*"Pompage" dorsal superior*

- Paciente em decúbito ventral.
- O terapeuta, sentado à cabeceira do paciente, coloca o queixo deste no cavo da palma de uma de suas mãos, adaptando-a para evitar um apoio doloroso. Essa mão repousa sobre a mesa, de tal forma que a coluna cervical do paciente encontra-se em hiperflexão (bloqueio anatômico em imbricação). A outra mão prende a linha curva occipital superior pelo seu bordo cubital (Fig. 50).

- Terapeuta em pé ao lado do paciente, com a mão cefálica apoiada sobre a base do crânio deste, sua mão caudal sobre o sacro (Fig. 49).

- O tensionamento é obtido por uma tração da mão occipital, o queixo serve de eixo.

Com exceção dos intercostais e rombóides menores, não há músculos torácicos tônicos e, ainda, estes dois últimos são músculos suspensores sem cessar estirados por sua função motora, são atingidos excepcionalmente por problemas retráteis. No entanto, já dissemos com a fisiologia estática, que desequilíbrios escapulares são muito freqüentes. Não é raro encontrar a musculatura dessa região muito curta, especialmente nas crianças. Assim, as "pompages" que iremos descrever são utilizadas ocasionalmente.

As "pompages" dos peitorais são, neste grupo, as mais freqüentes. São precedidas por uma mobilização passiva em *circundução* do ombro.

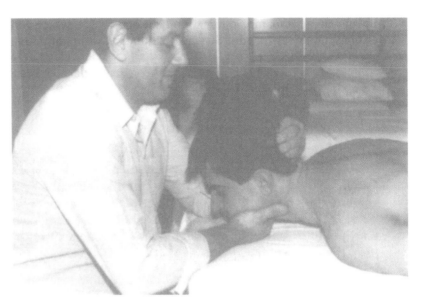

FIGURA 50

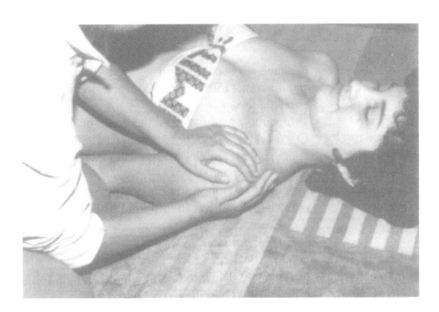

FIGURA 51

- O terapeuta prende o ombro entre suas duas mãos, depois realiza lentamente, nos dois sentidos, circunduções sagitais, *sem provocar ou aumentar as lordoses* (Fig. 51). Solicita o tempo todo que o paciente relaxe e assim aumenta progressivamente a amplitude do movimento. Dessa forma, consegue trazer aos poucos o ombro na direção do apoio da mesa.

*"Pompages" do peitoral menor*

Músculo do enrolamento do ombro para cima e para a frente, o peitoral menor constitui uma exceção patológica. Músculo da dinâmica encontra-se freqüentemente encurtado pela elevação do ombro decorrente da retração do trapézio e, sobretudo pela elevação do tórax decorrente da retração dos escalenos. Dessa forma, é responsável pela deformação clássica da adolescência dita "escápula alada", isto é, saliência do ângulo inferior falsamente atribuída a uma cifose.

- Paciente em decúbito dorsal, uma pequena almofada cilíndrica entre as escápulas.
- Terapeuta em pé próximo ao tórax, do lado oposto ao músculo a ser tratado. Sua mão cefálica é colocada sobre o ombro em questão, a eminência tenar no sulco deltopeitoral, seus dedos sobre o ombro. A mão caudal encontra-se em contra-apoio sobre o gradeado costal anterior, abaixo do mamilo. Seu corpo fixa o paciente para evitar que este role sobre si mesmo (Fig. 52).
- O tensionamento é obtido por meio de um empurrar da mão cefálica que desenrola o ombro.

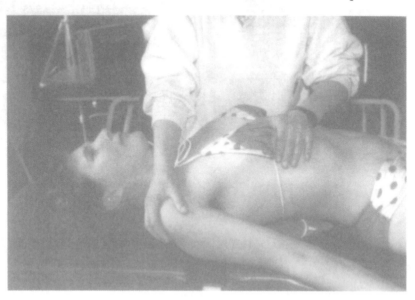

FIGURA 52

### "Pompage" do peitoral maior

O peitoral maior puxa o úmero para a frente, para dentro em rotação interna. Seu encurtamento participa do enrolamento do ombro. Músculo potente, com freqüência encontra-se muito curto.

- Paciente em decúbito dorsal; leva seu bra-ço para uma abdução até que tensione o peitoral maior e o grande dorsal (cerca de 90°). Sua mão repousa sobre o ombro cefálico do terapeuta.
- Terapeuta sentado do lado a ser tratado. Sua mão cefálica segura o braço do paciente, sua mão caudal escorregada sob o paciente fixa o bordo axilar da escápula (Fig. 53).
- O tensionamento é obtido por uma abdução do braço. O terapeuta deve tomar cuidado para evitar a rotação interna do úmero que anularia a tensão.

### "Pompage" do serrátil anterior

Às vezes é necessário juntar à "pompage" dos peitorais esta "pompage" do serrátil anterior, que é responsável pela báscula sagital da escápula e saliência do bordo espinhal.

- Paciente em decúbito dorsal, braço em uma abdução máxima (150°), o que faz o ângulo inferior da escápula tornar-se saliente.
- Terapeuta sentado ao lado, com sua mão cefálica fixa a abdução do braço, com sua mão caudal apóia sobre o ângulo inferior saliente da escápula (Fig. 54).
- O tensionamento é obtido por um empurrar da mão caudal sobre o ângulo inferior da escápula.

### "Pompage" do intercostal

- Paciente em decúbito lateral, uma almofada sob o tórax abrindo o gradeado costal.
- Terapeuta em pé atrás do paciente. Coloca sua mão cefálica em bracelete polegar-indicador sobre a costela superior, sua mão caudal na mes-ma posição sobre a costela inferior. Nessa posição, as duas mãos entram em contato na região radial de suas faces dorsais (Fig. 55). Esse contato constitui um ponto de apoio.
- O tensionamento é obtido separando-se os dois braceletes polegar-indicador em torno do ponto de apoio superior.

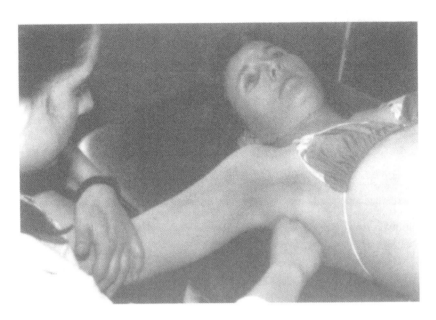

*FIGURA 53*

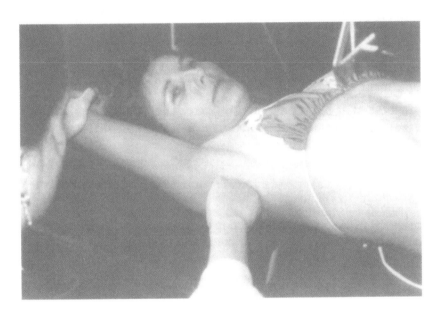

*FIGURA 54*

### "Pompage" do rombóide

- Paciente sentado sobre a mesa, leva sua mão atrás das costas, o que faz saltar o bordo espinhal da escápula. Sua cabeça encontra-se rodada para o lado oposto.
- Terapeuta em pé atrás do paciente, prende o bordo espinhal da escápula, sua mão oposta sobre o ombro oposto em contra-apoio (Fig. 56).
- O tensionamento é obtido por uma tração da mão apoiada sobre a escápula para fora.

### "POMPAGES" DA COLUNA CERVICAL

Para todos os segmentos que tratamos, seja em osteopatia ou em reeducação estática, pensamos que o tratamento deve sempre começar por "pompages". Nós as realizamos sistematicamente. Na região cervical, essas "pompages" assumem uma importância ainda maior. Com exceção das lesões de anteriorização, em geral traumáticas, e das lesões da coluna cervical superior, uma grande parte das lesões cervicais é lesão secundária. Podemos afirmar, por expe-

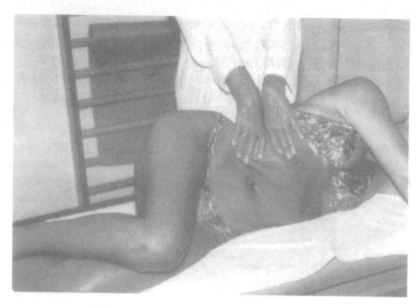

*FIGURA 55*

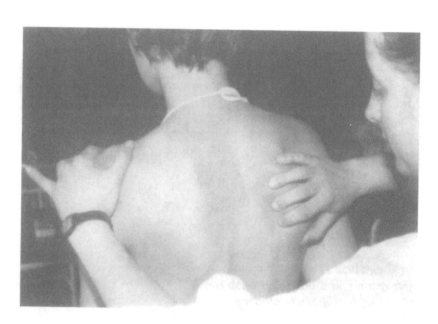

*FIGURA 56*

riência que muitas dessas lesões se corrigem por simples "pompages". Por outro lado, sabemos que os desequilíbrios estáticos são praticamente impossíveis na região da coluna cervical inferior, com exceção da clássica lordose occiptocervical. Sabemos também que todas as retrações musculares de tonicidade cervical influenciam a cintura escapular. Podemos dizer sem medo que todos os problemas descendentes da cintura escapular originam-se da retração da musculatura tônica cervical. Todo tratamento cervical e escapular começa para nós pelo conjunto das "pompages" que vamos descrever em seguida. Devem ser realizadas bilateralmente.

## "Pompage" dos semi-espinhais da cabeça

Os músculos semi-espinhais da cabeça são formações tônicas potentes demais para o homem. No quadrúpede, são elas que mantêm a cabeça, lutando contra o desequilíbrio anterior, que é muito importante. No homem verticalizado, esse desequilíbrio se reduziu consideravelmente. Além disso, a extensão cervical, corrigindo a lordose fisiológica, tensionou esses músculos flexores. Os dois músculos se inserem inferiormente na coluna dorsal alta, sua retração é responsável, ao mesmo tempo, pela "lordose occipitocervical" e por sua compensação estática, a "lordose dorsal superior".

- Paciente em decúbito dorsal.
- Terapeuta à sua cabeceira. Com das mãos prende a base do crânio, de forma semelhante àquela que utilizaremos para todas as "pompages" cervicais. A base do crânio encontra-se na palma de sua mão, de tal forma que o conjunto polegar-indicador afastados aplique-se ao longo de toda a linha curva occipital superior. O polegar apóia-se sobre a mastóide, o indicador ou o médio sobre a outra (Fig. 57). Para tal "pompage", o indicador da outra mão vem apoiar-se sobre a espinhosa saliente de D1 (Fig. 58).
- O tensionamento é obtido por uma tração da mão occipital.

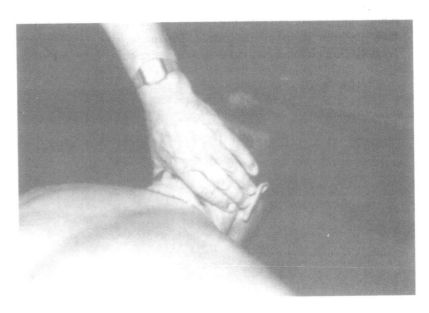

*FIGURA 57*

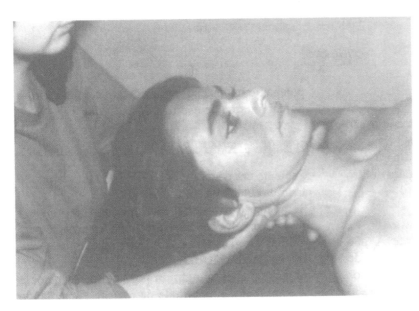

*FIGURA 58*

*"Pompage" dos escalenos*

A retração dos escalenos atinge quase 65% dos indivíduos. Puxando as duas primeiras costelas para cima, eles levam o tórax para uma posição de inspiração permanente. Por outro lado, o escaleno anterior e o médio se fixam sobre a face superior da primeira costela, de um lado e de outro da goteira subclávia. A artéria subclávia e a maior parte do plexo braquial passam, assim, entre essas duas inserções. É fácil entender que uma tensão retrátil pode comprimir esses dois elementos anatômicos. Dessa forma ela é responsável pelas falsas cervicobraquialgias e vertigens nas rotações da cabeça.

- Paciente em decúbito dorsal.
- Terapeuta sentado à cabeceira. Com a mão oposta aos escalenos a serem tratados, realiza a preensão do occipital tal qual nós a descrevemos anteriormente. O polegar da outra mão apóia-se sobre a face posterior da primeira costela. De início, a pequena dificuldade é encontrar-se a primeira costela. Devemos lembrar que ela se encontra no interior do pescoço, à frente e sempre mais alta do que acreditamos.

O polegar, dirigido para a frente, afunda-se no pescoço na região do ângulo do trapézio superior sob o esternoclido-occipito-mastóideo. Ele entra em contato com as massas articulares da coluna cervical, e depois escorrega para baixo, guardando esse contato até que uma superfície plana, que é a superfície superior da primeira costela, o atinja (Fig. 59).

- A tensão é obtida pela tração da mão occipital.

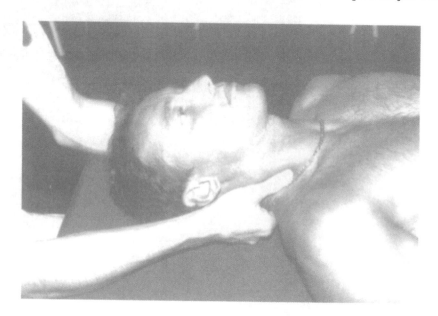

FIGURA 59

### "Pompage" do trapézio superior

Trapézio superior e elevador da escápula são responsáveis pela elevação da escápula. O trapézio sozinho faz também bascular a escápula para fora (divergência), o elevador a faz bascular para dentro (convergência).

- Paciente em decúbito dorsal.
- Terapeuta sentado à cabeceira do paciente. A mão do lado do trapézio a ser tratado prende a base do crânio, conforme já descrito. A outra mão, com os dois antebraços se cruzando, apóia-se so-bre o ombro do lado a ser tratado (Fig. 60).
- A tensão é obtida por um afastamento das duas mãos.

### "Pompage" do elevador

- As posições são exatamente as mesmas que para a "pompage" precedente, com a diferença de que a mão sobre o ombro o ultrapassa, colocando o polegar em posição posterior em apoio sobre a porção interna da espinha da escápula (Fig. 61).

### "Pompage" sobre as rotações

- Paciente em decúbito dorsal, cabeça girada para o lado da rotação a ser trabalhada.
- Terapeuta à cabeceira. Sua mão oposta prende a base do crânio, depois exerce uma leve tração para alinhar a região cervical. A outra mão apóia-se sobre o queixo (Fig. 62).
- O tensionamento é obtido por uma pressão sobre a mandíbula, a amplitude da rotação aumentando progressivamente a cada pressão.

### "Pompage" do esternoclido-occipito-mastóideo

- O paciente encontra-se em decúbito dorsal, a cabeça em rotação do lado oposto ao músculo a ser tratado, o que coloca esse músculo no mesmo eixo do esterno.

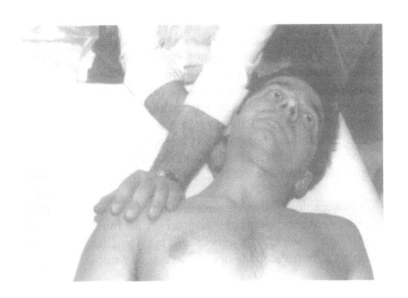

*FIGURA 60*

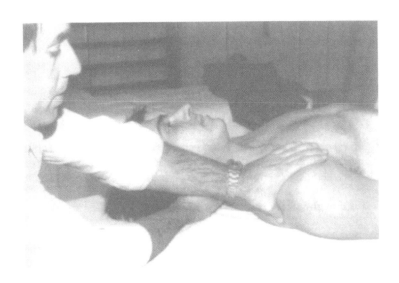

*FIGURA 61*

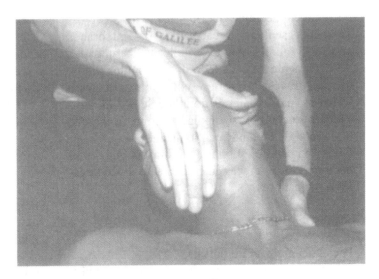

*FIGURA 62*

- Terapeuta sentado à cabeceira. A mão do lado do músculo a ser tratado prende a base do crânio, a outra se apóia sobre o esterno (Fig. 63).
- O tensionamento é obtido por uma pressão para baixo da mão esternal, que acompanha uma expiração do paciente. Para o retorno lento respeitando o ritmo da "pompage", o terapeuta não se preocupa mais com a respiração até que uma nova expiração realize a tensão.

Conhecemos o risco de uma escoliose descendente conseqüente a uma má posição do occipital sobre o atlas. Nossa experiência nos faz acreditar que se trata, nesse caso, de uma lesão que os osteopatas denominam "anterior unilateral direita", isto é, um deslizamento permanente do côndilo occipital direito para a frente. Essa lesão leva o occipital e toda a cabeça em uma rotação para a esquerda e uma inclinação lateral para a direita. É lógico pensar que ela se compensa na região dorsal por uma rotação para a direita e uma inclinação lateral para a esquerda. Infelizmente, essa lesão, que encontramos com grande freqüência em portadores de escoliose, é obstétrica ou data da primeira infância. Ela então transformou-se em algo estrutural e impossível de ser corrigido pelos meios osteopáticos. No entanto, obtivemos alguns resultados por meio de "pompages" dessa região suboccipital.

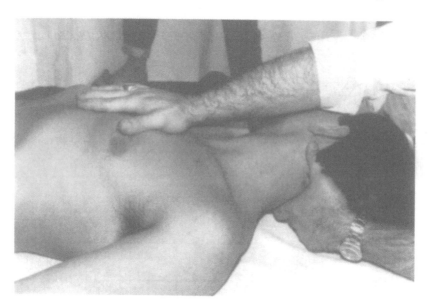

FIGURA 63

### "Pompage" C0/C1

- Paciente em decúbito dorsal.
- Terapeuta sentado à cabeceira, os antebraços apoiados sobre a mesa, os polegares afundados delicadamente de cada lado dos triângulos digástricos. Através das partes moles, ele fixa dessa forma as massas laterais do atlas. Seus dois indicadores encontram-se apoiados sobre a porção horizontal da escama occipital (Fig. 64).
- O tensionamento é obtido pelo afastamento entre occipital e atlas graças ao cruzamento dos polegares e indicadores.

### "Pompage" C0/C2

- Paciente em decúbito dorsal.
- Terapeuta sentado à cabeceira, com as duas mãos sob a base do crânio, dedos perpendiculares à coluna cervical. Escorrega seus dois indicadores no espaço entre o occipital e a espinhosa de C2, empurrando-a para baixo. Seguindo a porção horizontal da linha curva occipital, afunda seus dois dedos médios o mais próximo possível do centro, para que se apóiem sobre esta linha (Fig. 65).
- O tensionamento é obtido pelo afastamento dos indicadores e médios.

### "Pompage" do occipital

Essa "pompage" inspira-se em uma manobra de normalização articular, é realizada no sentido da extensão do occipital, isto é, no sentido do deslizamento posterior dos côndilos.

- O paciente encontra-se em postura, seus pés fixados por uma correia de fixação.

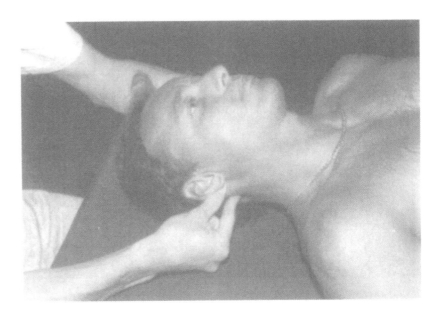

*FIGURA 64*

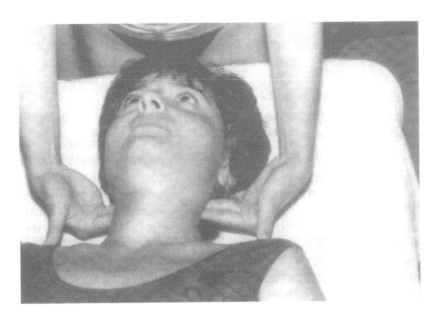

*FIGURA 65*

- Terapeuta sentado à cabeceira do paciente. Com uma de suas mãos prende o occipital conforme já descrito. A outra mão apóia-se, aberta, sobre a face do paciente, o maciço das eminências apoiado sobre a fronte, o indicador e o médio apoiados de cada lado do nariz sobre os sínus maxilares (Fig. 66).
- O tensionamento é obtido por um apoio lento, regular e progressivo sobre a fronte e os sínus do paciente, sincronizado com uma tração sobre o occipital. Essa tensão é mantida e controlada durante três expirações inibitórias do paciente, e depois lentamente relaxada.

## "POMPAGES" DO PÉ

### "Pompage" tibiotársica

I – Paciente em decúbito dorsal.

- Terapeuta em pé ao lado. A palma de sua mão caudal apóia o calcanhar, a planta do pé repousa em seu antebraço. A mão cefálica contorna o tornozelo, com a região das eminências apoiadas sobre a face anterior da base tibial (Fig. 67).
- O tensionamento é obtido por uma pressão para baixo da mão cefálica.

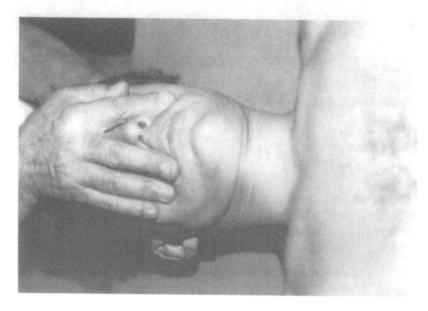

*FIGURA 66*

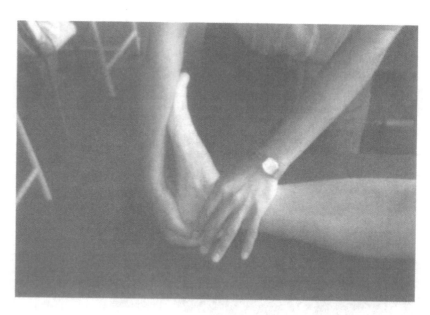

*FIGURA 67*

## "Pompage" tibiotársica

II – Paciente em decúbito ventral, joelho fletido a 90°.

- Terapeuta em pé ao lado. Sua mão caudal prende o astrágalo com o polegar e indicador envolvendo a região distal da tíbia e a polpa de cada um desses dedos apoiadas logo após os maléolos. A mão cefálica coloca-se em bracelete abaixo da tuberosidade do calcâneo (Fig. 68).

- O tensionamento é obtido por uma elevação das duas mãos que descomprimem a articulação sem elevar o joelho do plano da mesa.

## "Pompage" do solear

O solear é a porção tônica do tríceps sural. A retração e o encurtamento desse músculo são freqüentes, para não dizer sempre presentes no homem civilizado. Para isso existem várias razões. Antes de mais nada, é um músculo hipersolicitado pelo desequilíbrio permanente para a frente de nossa estática. Os saltos dos sapatos colocam a tibiotársica em uma extensão que faz o solear trabalhar sempre em encurtamento. Enfim, posições de repouso são sempre com os pés em eqüino, posição esta que se exagera ainda mais com o peso das cobertas quando estamos deitados. Não esqueçamos que um músculo tônico traciona suas inserções 24 horas por dia.

O encurtamento retrátil do solear faz com que, em posição em pé, ele se encontre hipertônico e em tensão. Dessa forma, puxa sem cessar suas inserções: calcâneo embaixo e tíbia em cima. As duas articulações envolvidas por essa tensão, a sub-astragaliana posterior e o joelho, são ambas mal defendidas contra as tensões laterais. O solear é oblíquo de cima para baixo e de fora para dentro. A grande tuberosidade do calcâneo é orientada para a frente de dentro para fora. Por outro lado, a inserção superior ocorre na região externa da crista tibial posterior e sobre a fíbula. Essa obliqüidade faz com que a tensão leve o retro-pé para um leve varo, mas, sobretudo, leva a tíbia para uma rotação externa. A hipertensão do solear vai, dessa forma, ser a causa de toda uma cadeia de deformidades estáticas que encontramos com grande freqüência: rotação externa da tíbia e artrose posterior da rótula, *recurvatum* do joelho, pé plano valgo e achatamento plantar por relaxamento do músculo tibial posterior. É, portanto, uma "pompage" muito importante.

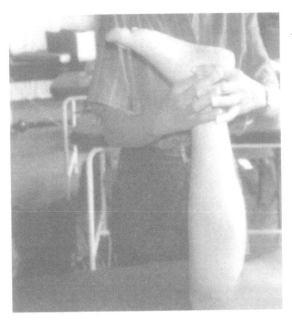

FIGURA 68

- Paciente em decúbito dorsal.
- Terapeuta em pé ao lado dele. Com sua mão caudal segura o calcanhar, tomando cuidado para manter o retro-pé em leve varo. A planta do pé repousa sobre o antebraço do terapeuta. A mão cefálica deste mantém o joelho em leve flexão (Fig. 69).
- O tensionamento é obtido por uma inclinação do corpo do terapeuta no sentido da cabeça do paciente, inclinação esta que leva o pé em talo.

*"Pompage" subastragaliana*

- Paciente fica em decúbito dorsal.
- Terapeuta fica na ponta da mesa. Coloca o pé do paciente em rotação externa e aplica a planta do pé sobre seu próprio peito. Com sua mão externa, realiza a pinça sobre o astrágalo, já precedentemente descrita. A mão interna prende o calcâneo entre o polegar e o indicador (Fig. 70).
- O tensionamento é obtido por um ligeiro recuo do corpo.

*"Pompage" médio-társica e de Lisframe*

- Paciente em decúbito dorsal.
- A mão cefálica do terapeuta fixa o tarso sobre a mesa, prendendo-o em bracelete. A "pompage" é realizada em dois tempos.
  – Para tratar o antepé interno, o terapeuta fica em pé do lado a ser tratado. Sua mão caudal prende o bordo interno do pé e os três primeiros metatarsianos, o polegar é aplicado sobre a face dorsal (Fig. 71).
  – Para tratar o antepé externo, o terapeuta fica em pé do lado oposto. Sua mão caudal prende o bordo externo do pé e os dois últimos metatarsianos, o polegar apóia-se sobre a face dorsal (Fig. 72).
- O tensionamento é obtido por uma tração da mão caudal.

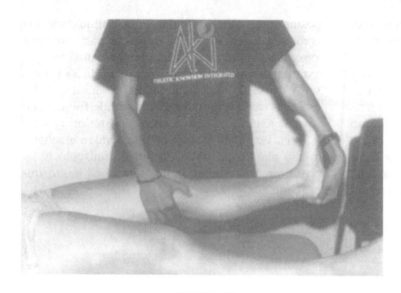

*FIGURA 69*

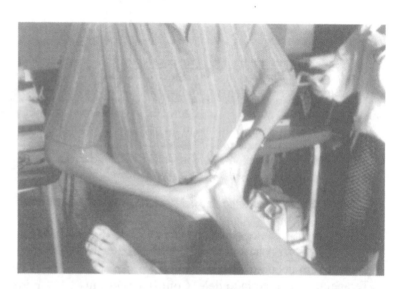

*FIGURA 70*

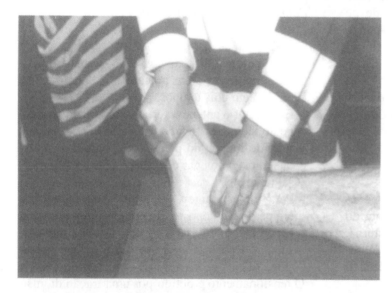

*FIGURA 71*

## "Pompage" dos artelhos

Tendo em vista o que acabamos de dizer, as "pompages" dos artelhos assumem grande importância. Nessa região, as deformidades são muito freqüentes. Ocorre dedo por dedo, falange por falange.

Por meio de um tensionamento dos tendões, tais "pompages" procuram vencer a retração do músculo correspondente. Os tendões dos extensores serão trabalhados com pé em eqüino, os dos flexores com o pé em tálus. Infelizmente, tais hipertensões são acompanhadas rapidamente por deforminades ósseas.

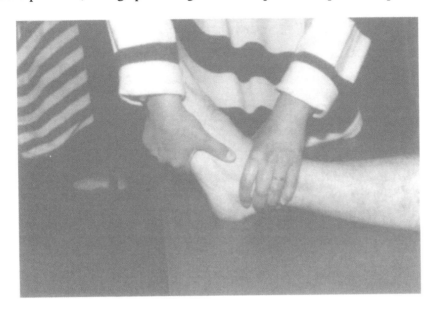

FIGURA 72

- A técnica é simples. A mão cefálica fixa a peça proximal: metatarsianos ou falange, a mão caudal realiza a tensão sobre a peça distal (Fig. 73).

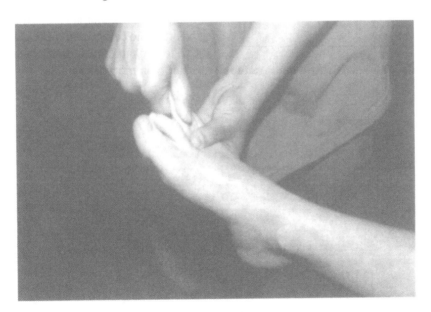

FIGURA 73

## AS "POMPAGES" DO JOELHO

Trata-se de uma "pompage" muito útil nas gonartroses e em reeducação funcional diante da rigidez articular.

- Paciente em decúbito dorsal no bordo da mesa do lado do joelho a ser tratado.
- O terapeuta, diante dele, encontra-se em pé deste lado. Coloca o pé do paciente sob sua axila ou, ainda melhor, quando possível, entre suas coxas.

As palmas das duas mãos são aplicadas lateralmente sobre as tuberosidades tibiais, os indicadores dobrados sob o joelho o mantêm em leve flexão para relaxar os ligamentos laterais (Fig. 74).
- O tensionamento é obtido por um leve recuo do corpo.

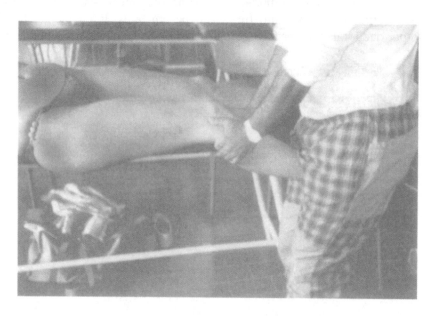

FIGURA 74

*"Pompage" dos isquiotibiais*

Trata-se de uma manobra que já descrevemos quando tratamos da região sacrolombar.

*"Pompage" do quadríceps*

- O paciente em decúbito ventral, uma grande almofada sob o joelho, para colocar o quadril em extensão. O joelho encontra-se em uma flexão máxima.
- O terapeuta se posiciona na altura da coxa. Sua mão caudal apóia-se sobre a coxa, no cavo poplíteo. A mão cefálica apóia-se sobre a perna (Fig. 75).
- O tensionamento é obtido por um empurrar para baixo da mão cefálica.

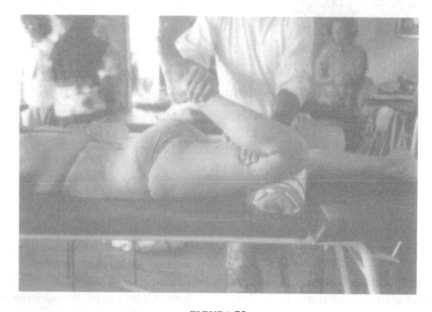

FIGURA 75

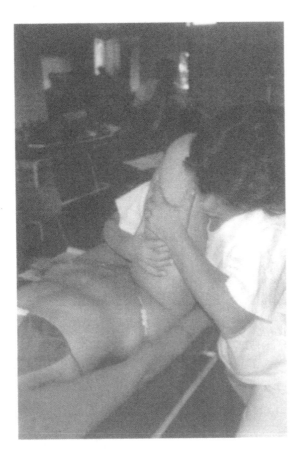

*FIGURA 76*

## AS "POMPAGES" DO QUADRIL

São "pompages" articulares, que utilizamos com muito sucesso no início dos processos de coxartroses, para a regeneração da cartilagem. É o objetivo da segunda "pompage" que descrevemos, a primeira destina-se sobretudo ao relaxamento dos pelvitrocanterianos.

I – Paciente em decúbito dorsal, próximo da beirada de mesa. A coxa é flexionada até 90°.

- O terapeuta fica em pé, ao lado, seus dois pés separados, os joelhos bem flexionados. Coloca seu ombro interno sob o cavo poplíteo do paciente e aperta a coxa contra si, com suas duas mãos (Fig. 76).
- O tensionamento é obtido por uma leve extensão dos joelhos do terapeuta.

### "Pompage" do quadril

II – Paciente em decúbito lateral, do lado oposto ao quadril a ser tratado. Uma grande almofada deve ser colocada o mais alto possível entre suas coxas.

- Terapeuta em pé atrás do paciente, apóia sua mão caudal sobre a face lateral externa do joelho, sua mão cefálica apóia-se sobre o ilíaco superior (Fig. 77).
- A descompressão articular é obtida pelo apoio da mão caudal empurrando o joelho para baixo.

## AS "POMPAGES" DO OMBRO

I – Paciente em decúbito dorsal, braço em abdução, de acordo com as possibilidades da escapuloumeral, o mais próximo possível de 90°. Sua mão apóia-se sobre o ombro cefálico do terapeuta, o cotovelo relaxado, levemente fletido.

- O terapeuta senta-se do lado a ser tratado. Com seu membro superior cefálico, enlaça o do paciente, passando pelo exterior de seu braço, a ponta do olécrano em sua palma. A mão caudal deve apoiar-se sob a axila para fixar a escápula (Fig. 78).
- A descompressão é obtida por meio de um apoio do antebraço do terapeuta sobre o antebraço do paciente.

### "Pompage" do ombro

II – Esta "pompage" é especial. É muito potente e o terapeuta deve estar muito atento para não ser

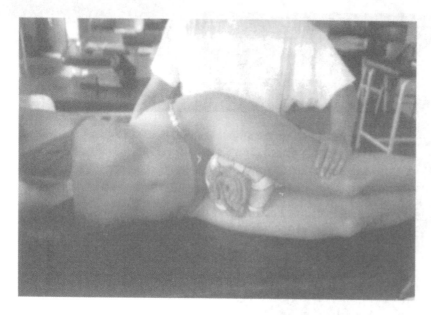

*FIGURA 77*

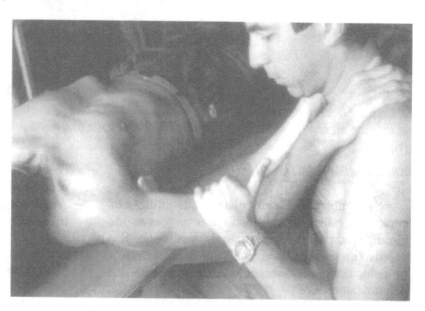

*FIGURA 78*

brutal. Ela tem a vantagem de deixar as mãos do terapeuta livres, seja para uma massagem, seja para um tensionamento do trapézio correspondente. É uma manobra ideal para o trapézio médio.

- O paciente fica em decúbito dorsal, ombro e membro superior fora da mesa.
- O terapeuta fica diante dele, em pé na região do ombro, passa o braço do paciente entre suas coxas próximas uma da outra, de tal forma que a coxa interna se aloje com perfeição sob a axila e a coxa externa apóie-se sobre o braço acima do cotovelo (Fig. 79).
- O tensionamento é obtido por um leve giro da bacia do terapeuta para fora.

## "POMPAGES DO COTOVELO

I – Paciente em decúbito dorsal, braço ao longo do corpo, cotovelo em flexão de 90°.

- O terapeuta fica ao lado, a mão cefálica em bracelete na prega do cotovelo, a mão caudal segurando o punho (Fig. 80).
- O tensionamento é obtido por uma tração da mão caudal.

## "Pompage" do cotovelo

II – Paciente em decúbito dorsal ou sentado com o braço apoiado sobre a mesa.

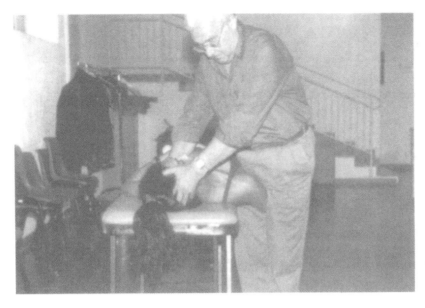

FIGURA 79

- O terapeuta coloca sua mão caudal na prega do cotovelo, a mão cefálica segura o punho. O cotovelo encontra-se em uma flexão máxima (Fig. 81).
- O tensionamento é obtido por uma pressão da mão cefálica.

## AS "POMPAGES" DO PUNHO E DOS DEDOS

### "Pompage" do punho

I – Paciente em pé ou sentado.

- O terapeuta em pé, próximo ao paciente, do lado a ser tratado. Passa o braço do paciente sob seu braço interno e prende-o contra seu próprio corpo. Aplica seu antebraço contra o do paciente e cruza seus dedos com os dele. Com a mão externa fixa o antebraço (Fig. 82).
- O tensionamento é obtido por uma extensão do punho do terapeuta, enquanto a mão orienta o punho do paciente em diferentes direções, aquelas das limitações de amplitude.

### "Pompage" do punho

II – O paciente em pé ou sentado.

- O terapeuta em pé, ao lado do paciente. Com a mão em bracelete em torno do punho e antebraço correspondente, mantém o punho e o antebraço do paciente contra si. Com a outra mão, prende a do paciente na posição clássica de aperto de mão (Fig. 83).
- A "pompage" é realizada pelo próprio paciente, puxando seu antebraço.

### Pompage do punho

III – Paciente sentado ou em pé.

- O terapeuta posiciona-se diante do paciente. Com ambas as mãos, prende o punho do paciente de um lado e outro em pronação e em leve flexão entre o polegar e o indicador de cada uma de suas mãos. Do lado interno, o polegar apóia-se acima da estilóide cubital, o indicador apóia abaixo do pisiforme com sua primeira falange. Do lado externo, o polegar se apóia sobre a estilóide radial, o indicador prende o escafóide (Fig. 84).
- A descompressão é obtida pelo afastamento dos polegares e indicadores que se cruzam.

### "Pompage" do canal carpiano

Esta manobra não é uma "pompage" clássica. Antes de mais nada, é uma manobra circulatória, que dá resultados espetaculares em todos os problemas de membro superior.

- Paciente sentado ou em decúbito dorsal, braço apoiado sobre a mesa, cotovelo fletido a 90°.
- O terapeuta cruza os dedos de suas mãos. Coloca o punho do paciente entre suas duas palmas, de tal forma que, de um lado, uma aplica-se sobre a face anterior do punho, e a outra, sobre a face posterior (Fig. 85).

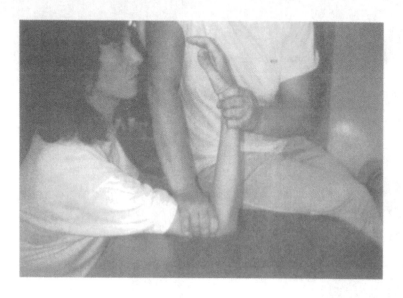

*FIGURA 80*

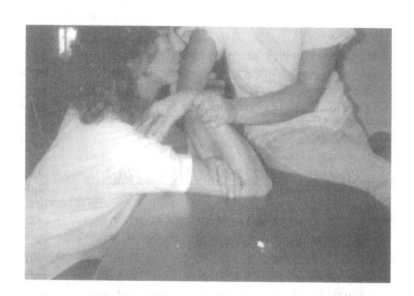

*FIGURA 81*

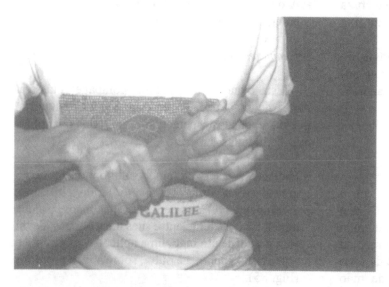

*FIGURA 82*

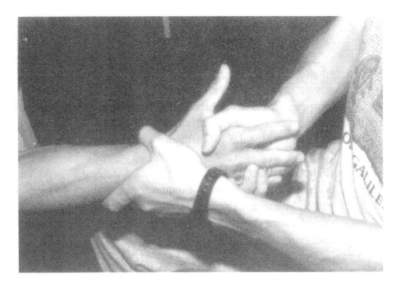

*FIGURA 83*

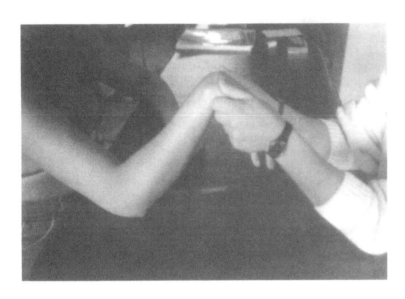

*FIGURA 84*

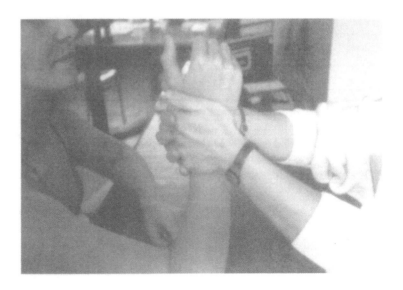

*FIGURA 85*

- A "pompage" é realizada por meio de uma série de pressões das duas mãos.

### "Pompage" dos dedos

As "pompages" das articulações digitais são de grande ajuda nos problemas circulatórios da mão e nos problemas de rigidez das articulações dos dedos.

I – A manobra mais simples, mais prática e mais utilizada consiste em prender a falange proximal entre polegar e indicador da mão e falange distal entre polegar e indicador da outra mão. O tensionamento é obtido pelo afastamento das duas mãos (Fig. 86).

### "Pompage" do polegar

II – Nos entorses metacarpofalangeanos do polegar, freqüentes nos jogadores de vôlei, na fratura de Bennett, típica do boxeadores, nas fraturas do escafóide, uma "pompage" lenta e suave melhora muito a rigidez e as dores.

- O terapeuta contorna com seus dedos o polegar do paciente, aplicando a polpa de seu polegar sobre a face dorsal do primeiro metacarpiano ou de sua primeira falange. Com a outra mão, prende o punho em contra-apoio (Fig. 87).
- O tensionamento é obtido por uma tração direta.

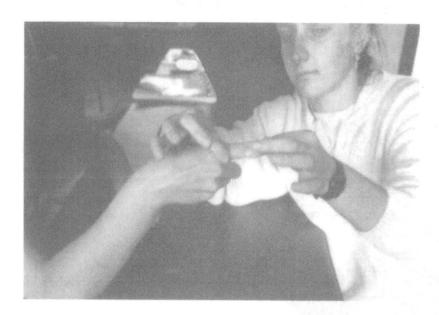

*FIGURA 86*

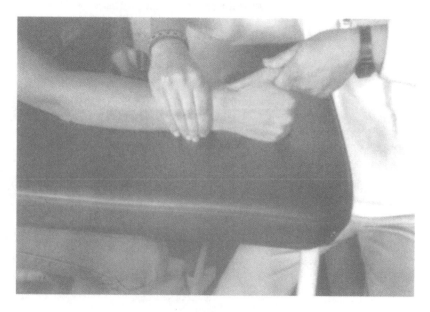

*FIGURA 87*

# AS "POMPAGES" NA HARMONIZAÇÃO ESTÁTICA

A reeducação estática deve seguir regras estritas, que a fisiologia lhe dita. Não vamos aqui descrevê-las, o que já fizemos em nosso livro *Os desequilíbrios estáticos*. O corpo humano, como todos os sólidos eretos, é submetido às leis da gravidade. Para permanecer em equilíbrio, todo desequilíbrio deve ser compensado no mesmo plano por um desequilíbrio inverso de mesmo valor. Assim, em patologia estática, toda deformidade acompanha-se, inevitavelmente, por uma ou várias compensações, capazes de recolocar no centro o centro de gravidade. A primeira regra de tratamento é simples: "para corrigir uma deformidade, devemos impedir as compensações".

Seja qual for a técnica utilizada, essa regra básica requer, para sua aplicação, um posicionamento inicial rigoroso, que torne impossível qualquer compensação. Com o mesmo objetivo, essa posição inicial rigorosa era a base para os exercícios da ginástica sueca. Em terapia manual, todos os exercícios, todas as ações corretivas, são realizados dentro de um espírito de globalidade. Cada deformidade que tratamos cria tensões a distância que, ao serem exercidas sobre os segmentos, são o ponto de partida de todas as compensações. Se colocarmos este segmento sob tensão previamente, a tensão devida aos esforços de correção não terá nenhuma influência sobre esses segmentos – um tecido tensionado não pode se tensionar uma segunda vez. *A posição inicial para um exercício de correção será um tensionamento do conjunto dos segmentos.* Essa é a regra do trabalho postural de Françoise Mézières, tomada como modelo por todos os seus imitadores. Esse tensionamento, destinado a impedir as compensações, se exerce principalmente sobre a musculatura tônica, isto é, a musculatura antigravitária.

Neste trabalho de reeducação estática, a técnica das "pompages" é utilizada de forma diversa daquela que acabamos de descrever. Aqui, o objetivo é tratar verdadeiras retrações musculares, não pequenas tensões ou contraturas passageiras. As manobras destinam-se à musculatura tônica, cuja patologia é, exatamente e antes de mais nada, a retração. Devem seguir regras da reeducação estática, regras que acabamos de enumerar: posicionar o paciente de forma que evite toda compensação, relaxar a musculatura retraída pela dupla "tensão-relaxamento". Não podemos aqui entrar em detalhes que nos levariam muito além do objetivo deste pequeno livro, que pretende ser essencialmente prático.

1) Em reeducação estática, todas as "pompages" são realizadas dentro de uma posição precisa, que Françoise Mézières denominou "postura". Trata-se de uma velha noção de ginástica sueca destinada a impedir as compensações.

O paciente fica em decúbito dorsal, nuca em extensão. Os dois membros inferiores alongados fletidos a 90° sobre o quadril, os dois pés em talo. Essa posição coloca toda a musculatura posterior, antigravitária, sob tensão, todas as vértebras cervicais e lombares em situação de desabitação.

2) É evidente que este segundo tempo da "pompage", a manutenção da tensão, é o mais importante. É mesmo capital. O tensionamento é obtido de forma lenta, regular e progressiva, depois é mantido de 20 a 30 segundos, durante os quais o paciente realiza três ou quatro expirações inibidoras relaxantes.

3) Devemos entender bem a importância dessas expirações relaxantes, com freqüência mal executadas. Requerem um aprendizado do paciente, que o terapeuta negligencia de forma geral.

A expiração automática normal é mecanicamente passiva, mas não neurologicamente passiva. É obtida por meio de um relaxamento muscular ativo. O automatismo respiratório encontra-se sob o controle de centros respiratórios. O principal deles e, sobretudo, o mais bem conhecido, situa-se na região bulbar. São constituídos por núcleos inspiratórios e núcleos expiratórios.

Os primeiros são ativadores, os segundos inibidores. É essa inibição que leva ao relaxamento da musculatura tônica do tronco e da região cervical. É isso que procuramos quando lutamos contra as retrações.

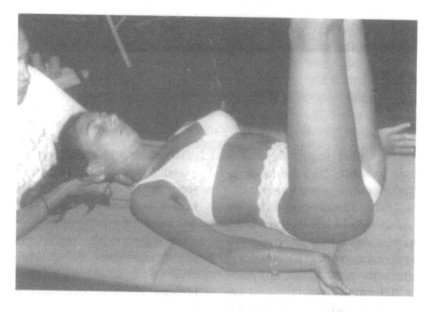

*FIGURA 88*

Não podemos nos deter mais sobre o trabalho postural, que não é nosso propósito aqui. Simplesmente, para concretizar o que acabamos de dizer, damos o exemplo de uma correção estática das mais comuns em reeducação: a da lordose cérvico-occipital.

A lordose *"cérvico-occipital"* é uma deformidade freqüente em nosso mundo moderno. Atinge praticamente 85% das mulheres. É resultante da retração dos músculos semi-espinhais da cabeça e se compensa sempre pela extensão do segmento dorsal alto: a "lordose dorsal alta". A primeira vértebra dorsal, vértebra intermediária entre o segmento cervical e segmento dorsal, permanece saliente entre as duas lordoses. É o que vulgarmente se conhece como "cupim".

• O paciente fica em postura, os pés fixados por uma cinta de suspensão. Seus dois membros superiores ao longo do corpo.

• O terapeuta fica à cabeceira do paciente, realiza com uma das mãos a preensão do occipital sobre a linha curva superior, que já vimos quando das "pompages" cervicais. O indicador da outra mão, pelo seu bordo, apóia-se contra a espinosa de DI (Fig. 88).

• O paciente leva seus dois membros superiores para uma rotação interna-pronação, que acarretará uma cifose na coluna dorsal, corrigirá e impedirá a lordose dorsal alta de compensação. Por uma abertura lenta, regular e progressiva de suas duas mãos, o terapeuta tensiona a coluna cervical em extensão. Mantém e controla essa extensão durante três ou quatro expirações inibidoras do paciente, depois relaxa lentamente.

# CONCLUSÃO

Aqui termina este modesto trabalho sobre a fáscia. Repito, "fáscia" não é uma palavra anatômica, mas uma "imagem" do imenso tecido conjuntivo fibroso cujo elemento contrátil nele contido e dele inseparável é o músculo. Creio que seria útil esclarecer algumas coisas a respeito. Este pequeno livro não tem nenhuma pretensão científica. Quer ser simplesmente prático. Prático em sua primeira parte, no entendimento da fáscia e seu importante papel na função locomotora; prático na segunda: a técnica das "pompages".

Inicialmente, a técnica das "pompages" é uma técnica osteopática que devemos a Cathie, um osteopata americano. Pessoalmente, contribuí com manobras que minha experiência prática de mais de cinqüenta anos me ditou. Nada têm de geniais e todo fisioterapeuta é capaz de encontrar outras, que talvez lhe serão mais convenientes. Essa técnica é destinada a preparar correções osteopáticas. Após uma experiência de quase vinte anos, comecei a aplicá-las em muitas outras situações, além destas, de simples preparo em osteopatia.

A técnica das "pompages" não é um método. É apenas um meio de trabalho. Só tem valor no interior de um tratamento bem-pensado e coordenado de fisioterapia. Apesar de nos ter chegado por meio de osteopatas, trata-se de uma velha prática de massagem clássica: as "manobras de alongamentos rítmicos". Ela não é um método Bienfait. Meu único mérito foi tê-la tirado da gaveta onde estava esquecida. Para mim, é uma maravilhosa técnica que tem seu lugar em todas as especialidades da fisioterapia manual, na reeducação funcional, nos tratamentos circulatórios, na reabilitação em reumatologia etc. Não substitui nada, mas completa tudo.

Muitos se contentarão com a leitura deste texto para praticar as "pompages". Não duvido da capacidade profissional de tais pessoas; apenas gostaria de adverti-las: uma técnica, por mais fácil que possa parecer, não pode ser aprendida com perfeição em um livro. Ela é constituída de mil pequenos detalhes práticos, difíceis de serem transmitidos por escrito. Requer a aquisição de uma sensibilidade e de um automatismo que apenas a experiência de um professor e de um monitor podem trazer. Nada substitui um curso prático.

Entre este novo trabalho e o precedente, suprimi todos os contra-apoios. Como sublinhei no texto, o primeiro tempo de uma "pompage" não é, não deve ser, uma tração, mas um tensionamento lento, regular e progressivo. Nunca deve ultrapassar a elasticidade fisiológica do tecido. Isso é muito importante. Os contra-apoios contrariavam essa regra capital. Inconscientemente, contribuíam para que a tensão se exagerasse; então, tornavam-se inúteis.

Ao suprimi-los o terapeuta necessita de um pouco mais de sensibilidade, mas isso evita o inconveniente grave de provocar reações de defesa do tecido.

Enfim, uma questão se impõe com freqüência: quantas vezes a manobra deve ser repetida? Devo dizer que a resposta é difícil. Trata-se de uma questão de experiência, de acordo com o resultado que se quer obter. Diria, simplesmente, aquilo que me demonstraram meus hábitos pessoais: nunca se deve fazer menos de dez repetições, mas é inútil ultrapassar vinte numa mesma sessão.

# BIBLIOGRAFIA

BELLUGUE, P. *Introduction à l'étude de la forme humaine.* Ed. Maloine.

BIENFAIT, M. *Scoliose et thérapie manuelle.* Ed. de Verlaque.

_____. *Base physiologique de la thérapie manuelle.* Ed. SPEK.

_____. *Rééducation de la statique par la thérapie manuelle.* Ed. SPEK.

BUCHER, H. *Approche de la personnalité de l'enfant par l'examen psychomoteur.* Ed. Masson.

DELMAS, A. *Voies et centres nerveux.* Ed. Masson.

DUCHENNE DE BOULOGNE. *Physiologie du mouvement.*

DUCROQUET, R. J. e P. *La marche et les boiteries.* Ed. Masson.

JACOBSON. *Progressive relation.* Chicago University Press.

KAPANDJI. *Physiologie articulaire.* Ed. Maloine.

KAYSER, C. *Physiologie.* Tomo 2º, Ed. Flammarion.

LEDOS, M. *Architecture et géométrie du pied.* Ed. Auteur.

MALLET, M. *Les tissus de soutien.* Ed. Vigot.

_____.*Le tissu musculaire.* Ed. Vigot.

MEYER, P. *Physiologie humaine.* Ed. Flammarion.

MORING, G. *Physiologie du système nerveux central.* Ed. Masson.

PIRET et BÉZIERS. *La coordination motrice.* Ed. Masson.

PORTE, D. *Manuel de kinésithérapie de l'IMC.* Ed. Auteur.

REDARD, P. *Traité pratique des déviations de la colonne vertébrale.* Ed. Masson, 1900.

ROUVIÉRE, H. *Anatomie humaine.* Ed. Masson.

SOBOTA. *Atlas d'anatomie humaine.* Ed. Uses.

# MARCEL BIENFAIT

Fisioterapeuta formado em Paris, onde foi chefe do serviço de atendimento infantil do Hospital Rothchild e atuou durante anos na Clínica Ortopédica dos Ducroquet.

Lecionou em várias escolas de fisioterapia, assim como escreveu numerosos trabalhos que retratam seu contato com a osteopatia e as técnicas de reeducação postural derivados de Françoise Mézières. É autor de *Bases Elementares Técnicas de Terapia Manual e Osteopatia* e *Fisiologia da Terapia Manual*, ambos publicados no Brasil pela Summus Editorial.

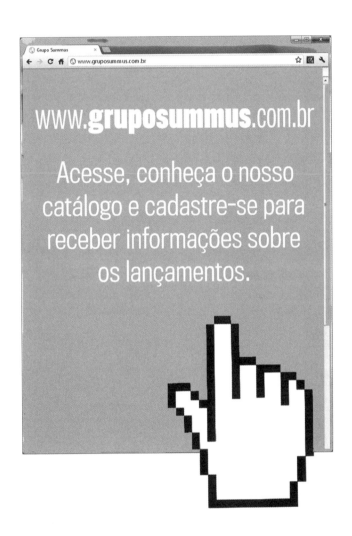

www.gruposummus.com.br